Dr. med. Claudia Croos-Müller

Hand aufs Herz

Leichte Körperübungen für neuen Mut und Zuversicht

Mit Illustrationen von Kai Pannen

KÖSEL

Für dich – Hand aufs Herz: Kleine Übungen mit großer Wirkung für neuen Mut und Zuversicht

Mut ist das Merkmal einer starken Persönlichkeit und Grundlage für ein selbstbestimmtes Leben. Mut hat viele Gesichter: Welchen Mut brauchst du gerade? Sanftmut, Langmut, Durchhaltemut, Lebensmut, Wagemut, Freimut, vielleicht mal ein bisschen Über-Mut? Zuversicht ist die Freundin des Mutes. Ihre positive Sichtweise und ihr Vertrauen in die Zukunft stärken den Mut. Daraus entsteht – immer von Neuem – Lebensmut und Lebensbejahung.

Wenn du Glück hattest, ist dir das alles bereits in die Wiege gelegt worden. Wenn nicht: Du kannst diese Fähigkeiten tatsächlich trainieren. Und das lohnt sich, denn optimistische und zuversichtliche Menschen sind nicht nur lebensmutiger und frohgemut, sondern auch resilienter und gesünder. Das haben Forschungsergebnisse gezeigt.

Das Training von Verhalten und Lebenseinstellung ist auf viele Arten möglich, eine davon ist BODY 2 BRAIN CCM®: Erkenntnisse aus der Embodiment Forschung zur Wechselwirkung zwischen Körper, Psyche und Verhalten. Mit den daraus entwickelten einfachen »Nebenbei«-Körperübungen kannst du selbst deine Stimmungen und Gefühle steuern und stabilisieren.

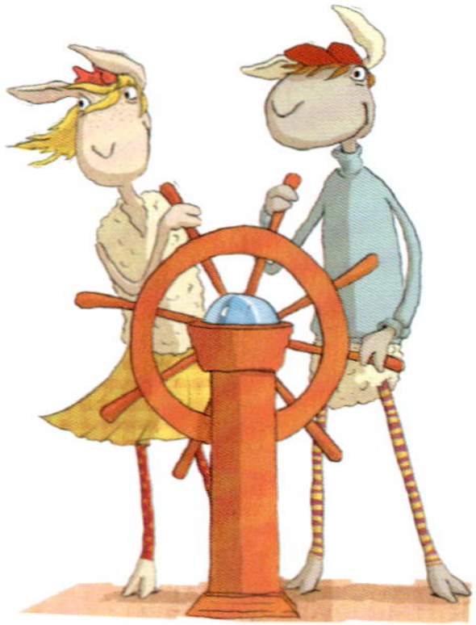

Dein Körper ist deine Heimat

Die BODY 2 BRAIN CCM® Übungen werden dich von Kopf bis Fuß vertraut machen

- *mit deinem Körper, der dein Freund und vor allem deine Heimat ist,*
- *mit deinen Gefühlen – denn Gefühle sind immer dabei, egal, ob du etwas erlebst oder selbst etwas tust,*
- *mit deinen Möglichkeiten, über deinen Körperfreund deine Gefühle so zu beeinflussen, dass du emotionales Wohlbefinden und psychische Gesundheit auch und besonders in herausfordernden Situationen und Krisenzeiten beibehalten und stärken kannst.*

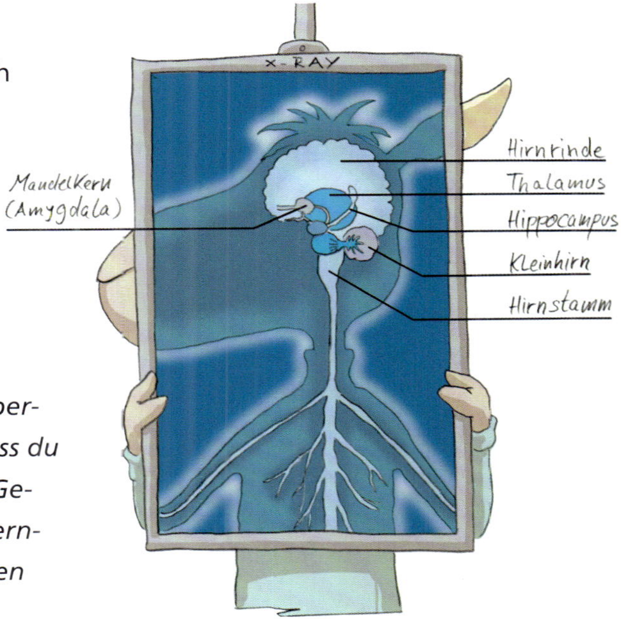

Dein Körperzustand beeinflusst deinen psychischen Zustand – und umgekehrt. Der Grund dafür ist die komplette Vernetzung deines zentralen Nervensystems (Gehirn und Rückenmark) mit deinem peripheren Nervensystem (Arm-, Bein- und Organnerven).

Die ca. 86 Milliarden Nervenzellen deines Gehirns sind nicht nur komplett untereinander verlinkt, sondern auch mit den Nervenzellen deines Körpers über etwa 5,8 Millionen Kilometer Nervenleitung!

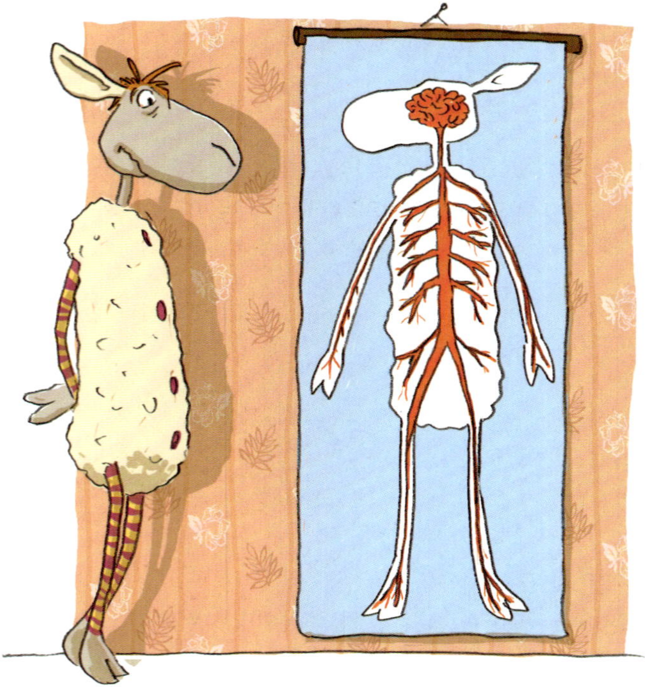

Über diese Schaltkreise kommunizieren Körper und Gehirn: Ständig laufen Informationen und Aufträge hin und her. Passend dazu werden Neurotransmitter – chemische Botenstoffe – und Hormone produziert, nach dem Prinzip: Freude macht Freudehormone, Stress macht Stresshormone. Genau an dieser Stelle hast du die große Chance zur Einflussnahme durch deinen eigenen Körperpsychotherapie-Businessplan.

Stabile Psyche: Heilmittel für deine ganzheitliche Gesundheit

Jeden Tag, jede Woche, Monat für Monat – das ganze Jahr hindurch: Psychohygiene, so regelmäßig wie Händewaschen und Zähneputzen, lohnt sich für deine Rundum-Gesundheit. Die Weltgesundheitsorganisation WHO erachtet psychische Gesundheit als essenzielle Voraussetzung von Gesundheit: »There is no health without mental health« – es gibt keine Gesundheit ohne psychomentale Gesundheit.

Forschungsergebnisse der Psychoneuroimmunologie belegen, dass die Psyche eine große Wirkung auf das Immunsystem hat: Stress, Angst und Depression können zahlreiche Immunfaktoren negativ beeinflussen. Im Umkehrschluss bedeutet das, dass du mit einer stabilen Psyche deine Immunabwehr und somit deine körperliche Gesundheit stärken kannst. Laut Forschung gehören zu immunstärkenden Persönlichkeitseigenschaften:

- *eine optimistische, zuversichtliche Lebenseinstellung,*
- *gesunde Selbstakzeptanz und der Glaube an die eigene Befähigung zur Lebensbewältigung,*
- *positive Gefühle, Gefühlsvielfalt und die Fähigkeit zur Steuerung deiner Gefühle.*

Das alles lässt sich jeden Tag von Neuem mit kleinen Embodiment-Übungen trainieren. Dein Körper kann deiner Psyche helfen, damit du gesund bleibst oder mit Erschwernissen besser fertig wirst. Zuversicht ist angesagt.

Für gute Gefühle sorgen mit BODY 2 BRAIN CCM® Freude-Übungen

Deinem klugen Gehirn ist der Zusammenhang zwischen lustvollen Erlebnissen und gesundheitlichem Wohlbefinden bewusst. Es mag sich deshalb auch so wenig wie möglich ärgern oder stressen. Dein Gehirn bevorzugt und braucht Pausen, Ablenkung und Spiel. Durch die BODY 2 BRAIN CCM® Übungen sind viele Bereiche in deinem Gehirn lustvoll beschäftigt. Die kleinen, unauffälligen Übungen sind durchaus anspruchsvoll für das Nervensystem, aber nicht unangenehm oder anstrengend, sondern machen einfach Spaß – ein wichtiger Erholungsfaktor für dein Gehirn. In solchen Momenten kann es sich von den Strapazen und Belastungen, die der Alltag und das Leben zwangsläufig immer wieder mit sich bringen, schnell ein wenig erholen.
Bei beglückenden Tätigkeiten, Erlebnissen und Gefühlen entstehen gesundheitsfördernde Neurotransmitter, die über Nervenbahnen und Gefäße sich in deinem ganzen Körper ausbreiten.
Und wie beim Händewaschen und Zähneputzen braucht jede »Psychoübung« und jedes mentale Training eine tägliche Regelmäßigkeit.
Erst dadurch entsteht im Gehirn ein festes Muster aus Zuversicht und Lebensmut, das dich auch in Krisen unerschütterlich bleiben lässt.

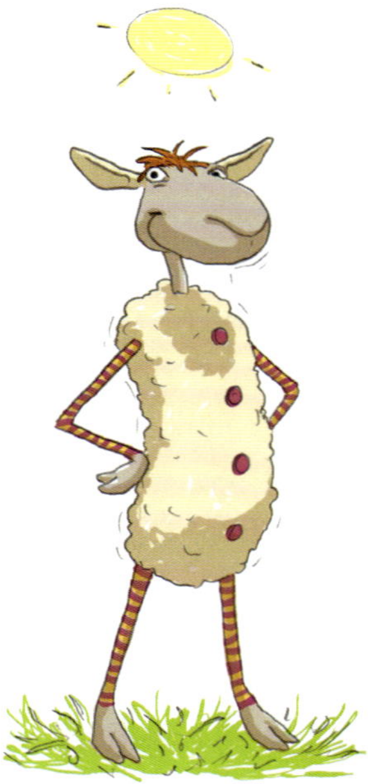

Was dir gefällt, das hilft dir

Unter den 53 Übungen werden dir einige besonders zusagen. Es gibt große Ganzkörperbewegungen und -haltungen, kleine und klitzekleine Teilbewegungen mit Betonung der Finger und der Hände, Atemvariationen, Gesichtsspiele, Berührungsangebote und Sinneserlebnisse.

Manche Bewegungen haben einen schnellen oder langsamen Rhythmus, runde oder eckige Muster, haben eine Aufwärts- oder Vorwärtsrichtung oder kraftvolle oder zarte Abläufe.

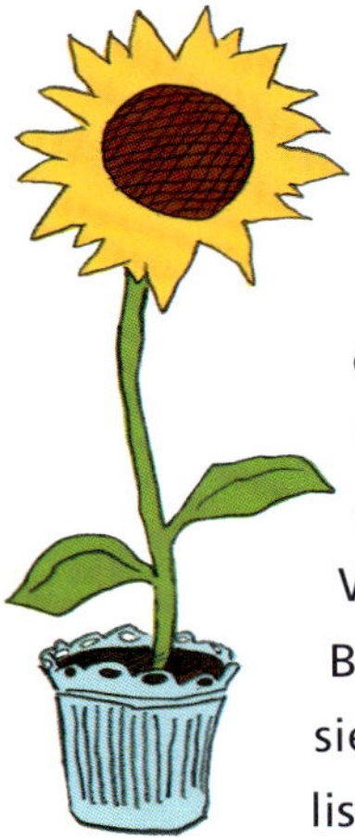

Die Atemvariationen möchte ich dir ans Herz legen – denn atmen musst du sowieso –, und gerade eine Kombination aus Atem und Bewegung kann dich emotional so stark und glücklich machen!

Probiere auch die Berührungsübungen aus. Ohne Tastsinn wären wir nicht lebensfähig und durch freundliche Berührung der Haut, der Lippen, eines Körperteils wird über die jeweiligen Nervenrezeptoren im Gehirn ein Feuerwerk freudiger Gefühle und entsprechender Hormone und Botenstoffe gezündet.

Wertvoll und wirksam sind auch die Übungen mit einem Rechts-links-Muster. Bei solchen bilateralen Bewegungen kommt es im Gehirn zu einer Synchronisierung und einer Umprogrammierung. Was in der EMDR-Therapie von Spezialisten zur Affektstabilisierung gemacht wird, kannst du in einfacher Form mithilfe deines Körpers für dich und deine psychomentale Gesundheit auch selbst bewirken. Aber auch wenn du deine Lieblingsübung gefunden hast: Vergiss die anderen nicht und gib ihnen gelegentlich ebenfalls eine Chance. Viele Kleinigkeiten machen immer ein gutes Ganzes.

Dein Körper als Ort für gute Gefühle

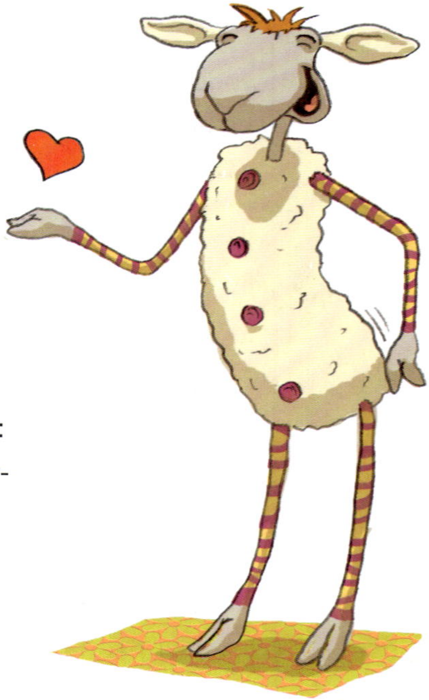

Lass dich mehr auf deinen Körper ein. Sprich anerkennend, respektvoll und freundlich mit ihm und frage ihn nach seinen Bedürfnissen und Einfällen. Denn durch die Nervenstrukturen, von denen er durchzogen und mit dem Gehirn verbunden ist, hat er sowohl ein Gedächtnis als auch Erfahrungswerte und Potenzial.

Wo in deinem Körper spürst du Freude? Berühre diese Stelle: Welcher Körperimpuls könnte dazu passen? Welchen Körper-Repräsentationsort hat dein Mut? Dein Stolz und deine Würde? Möglicherweise kannst du diese Gefühle dadurch verstärken, indem du dich aufrichtest.

Zittern dir die Knie vor lauter Angst? Energisches Gehen und Stampfen kann dir wieder Standhaftigkeit geben. Und wo sitzt deine Zuversicht? Vielleicht im Herz-Bereich? Dann gilt: Hand aufs Herz!

Kinder gehen mit ihrem Körper viel lustvoller und unverkrampfter um als Erwachsene. Kinder hüpfen, klatschen in die Hände, klettern auf einen Baum, balancieren auf der Bordsteinkante oder schaukeln um die Wette. Sie erleben über ihren Körper Lebensfreude und versorgen sich dabei über entsprechende Neurotransmitter mit psychomentaler Gesundheit. Erinnere dich an deine eigenen Körper-Kinderspiele und gönne sie dir wieder. Das Alter oder ein Gipsbein sind kein Hinderungsgrund. Ein bisschen Körper geht immer!

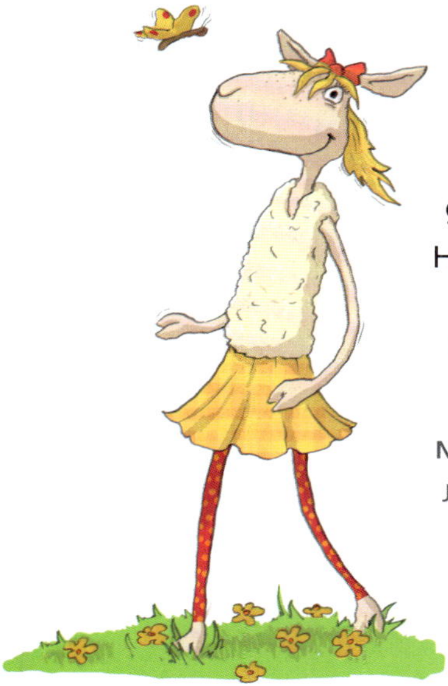

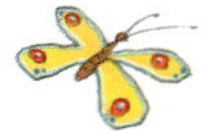

Gutes Gelingen mit den BODY 2 BRAIN CCM® Übungen!

Nutzungshinweis

Jede Übung besteht aus zwei Seiten. Auf der ersten Seite sind der Übungstitel und die zugehörige Illustration abgebildet. Durch Drehen des Aufstellers erscheint die zweite Seite. Sie enthält eine kurze Übungsbeschreibung und eine kursiv gesetzte Wirkweise der Übung. Die Übungen können in beliebiger Reihenfolge und Häufigkeit durchgeführt werden – je öfter, desto wirkungsvoller!

Daumen hoch

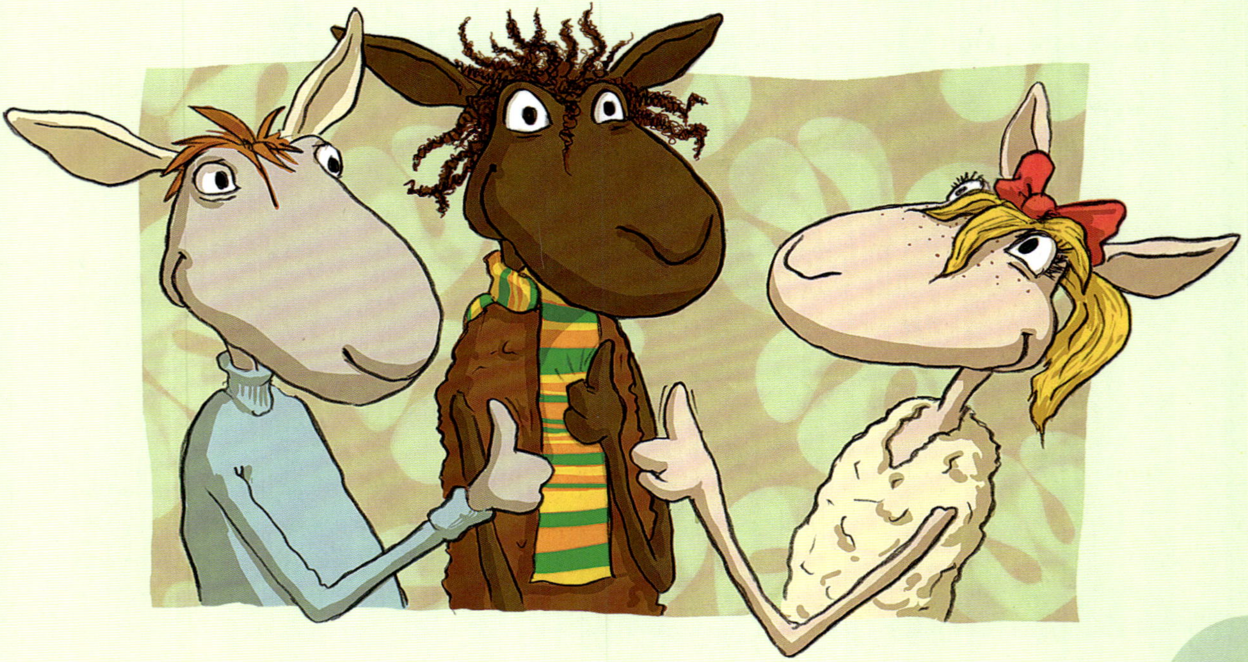

Daumen hoch

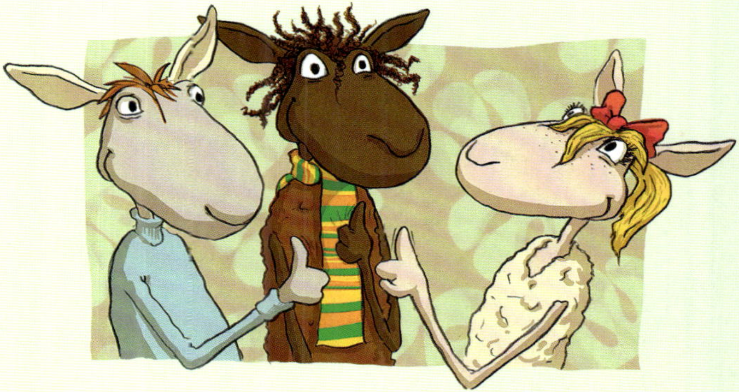

Daumen hoch. Das geht immer.
Einfach deinen Daumen strecken
und hochhalten.
Im Stehen, im Sitzen, im Liegen,
beim Gehen: Daumen hoch.
Beim Blick in den Spiegel:
Daumen hoch.
Wenn du das Ganze verstärken willst (und das ist manchmal wichtig):
Strecke beide Daumen in die Luft.
Doppeltes Okay.

*Daumen hoch ist eine Aufwärtsbewegung.
Aufwärtsbewegungen werden vom Gehirn positiv bewertet.
Dein kleiner Daumen beansprucht in deinem Gehirn einen sehr großen Bereich. Die kleine Geste bewirkt Selbst-Anerkennung und Selbst-Ermutigung.
Die meisten Kulturen lieben Daumen hoch.*

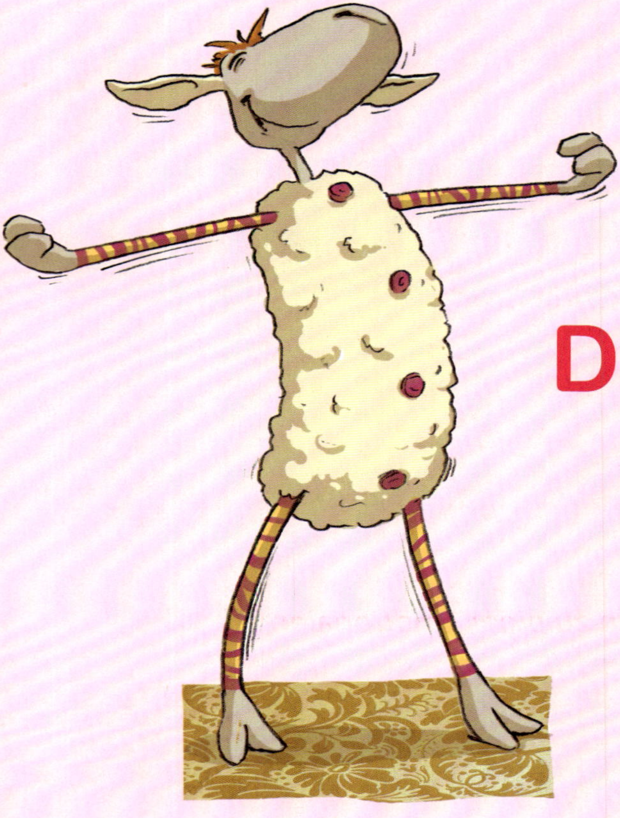

Dehnen und strecken

Dehnen und strecken

Das kannst du bestimmt: deinen ganzen Körper, die Wirbelsäule, die Arme, die Beine richtig dehnen, richtig strecken, dich lang und breit machen.
Ahh!
Und gleich noch mal: noch 1 cm breiter, noch 1 cm größer, ahh!
Im Stehen, im Sitzen und im Liegen:
Dehne und strecke dich morgens vor dem Aufstehen und mittags in der Pause.
Und vor allem bei Angst und Ärger!

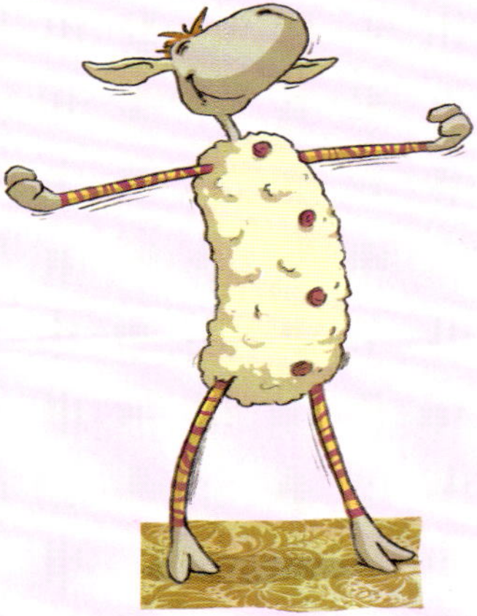

Das Dehnen und Strecken wird über Nervenbahnen deinem Gehirn übermittelt. Übungen mit körperlicher Ausdehnung führen auch zu einer emotionalen »Erweiterung« und somit Ermutigung. Das Ergebnis: Du fühlst dich kraftvoll und präsent.

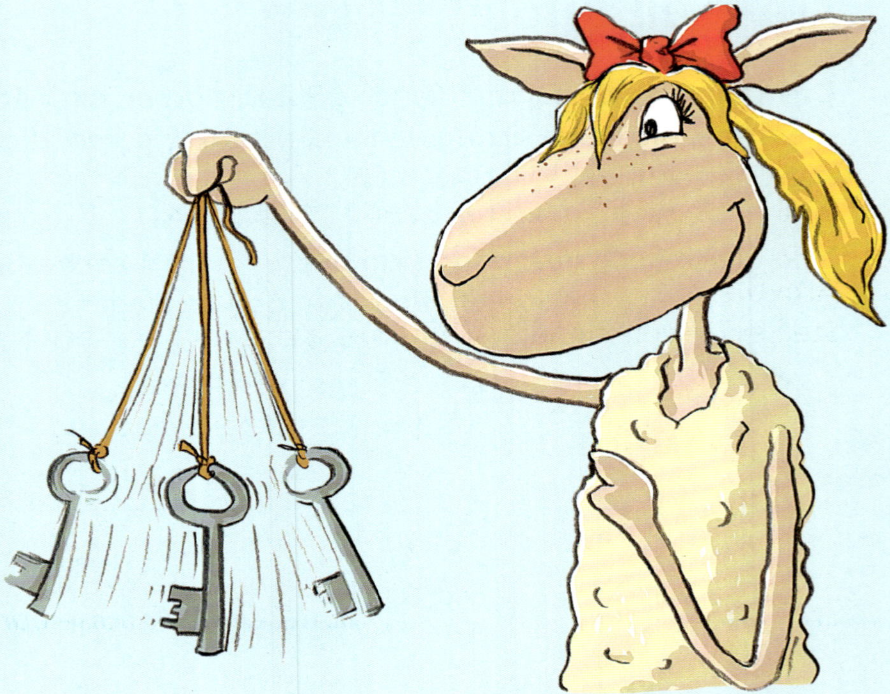

Gedankenspiele

Gedankenspiele

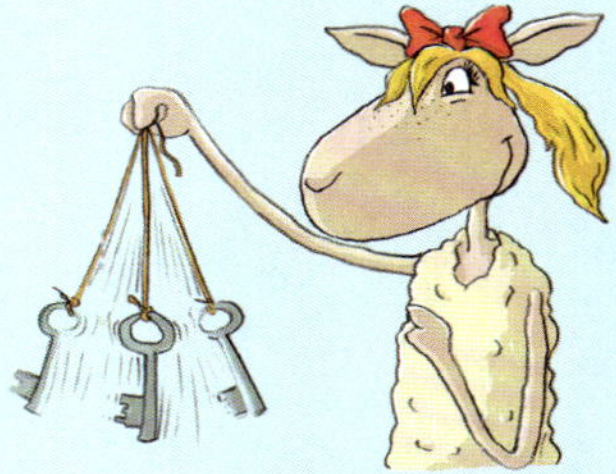

Knüpfe an das eine Ende eines Fadens einen Ring. Das andere Ende nimm ganz ruhig in die Hand, zwischen Daumen und Zeigefinger.
Stell dir vor, dass der Gegenstand am Faden sich hin und her bewegt, hin und her. Deine Hand und dein Arm bleiben dabei ganz ruhig.
Stell es dir vor, mit aller Gedanken-Kraft: Hin und her, hin und her. Irgendwann wird sich der Gegenstand am Faden hin und her bewegen, erst ein bisschen, dann immer mehr.

Ein schönes Beispiel für die Wirkung von Embodiment und BODY 2 BRAIN CCM®: der Carpenter-Effekt.
In deinem Gehirn im Bereich Wille und Vorstellungsvermögen entsteht eine Art elektrischer Impulse. Diese Impulse bündeln und vervielfältigen sich, verlassen das Gehirn durch das Rückenmark und enden in den Fingerspitzen. Dort geschieht die Impulsübertragung: Ich will, dass sich der Ring bewegt. Und er bewegt sich.
Fazit: Zuversichtliches Denken stärkt dich.

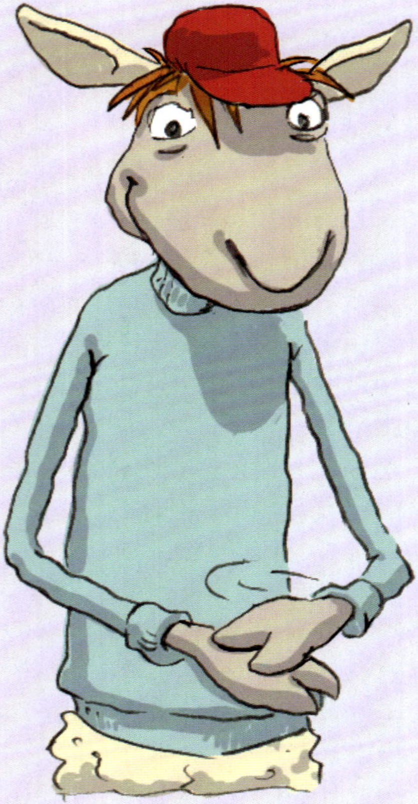

Hände streicheln

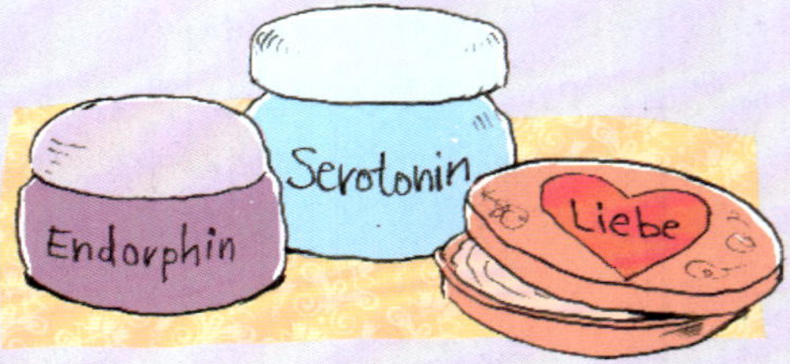

Hände streicheln

Lege deine Handflächen aufeinander. Reibe sie zart gegeneinander.
Hin und her.
Jetzt sind die Finger dran.
Deine Fingerspitzen dürfen einander sanft berühren.
Und jetzt liebkosen deine zärtlichen Finger jeweils die Innenseite deiner anderen Hand. Dann den Handrücken.
Bis zu den Handgelenken.
Das geht bei vielen Gelegenheiten – sogar beim Händewaschen.

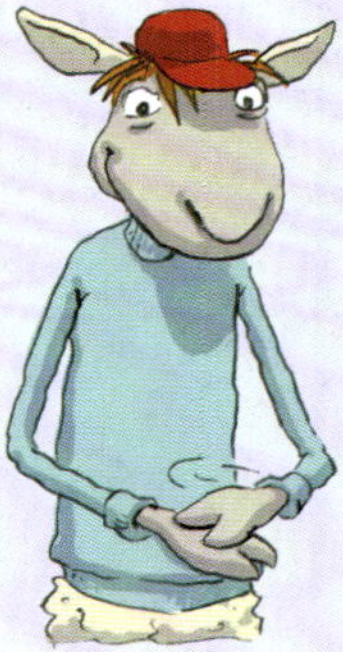

Wenn sich deine Hände freundlich miteinander beschäftigen, werden von deren Hautnerven diese freundlichen Botschaften an dein Gehirn weitergeleitet. Erinnerungen an frühere Zärtlichkeit werden aktiviert und Wohlfühl-Hormone produziert. Eine schöne Übung für Sanft-Mut.

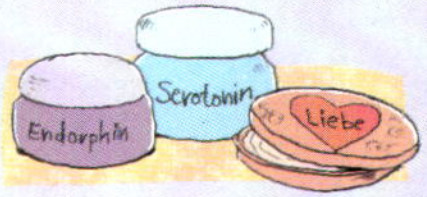

Aaahh sagen

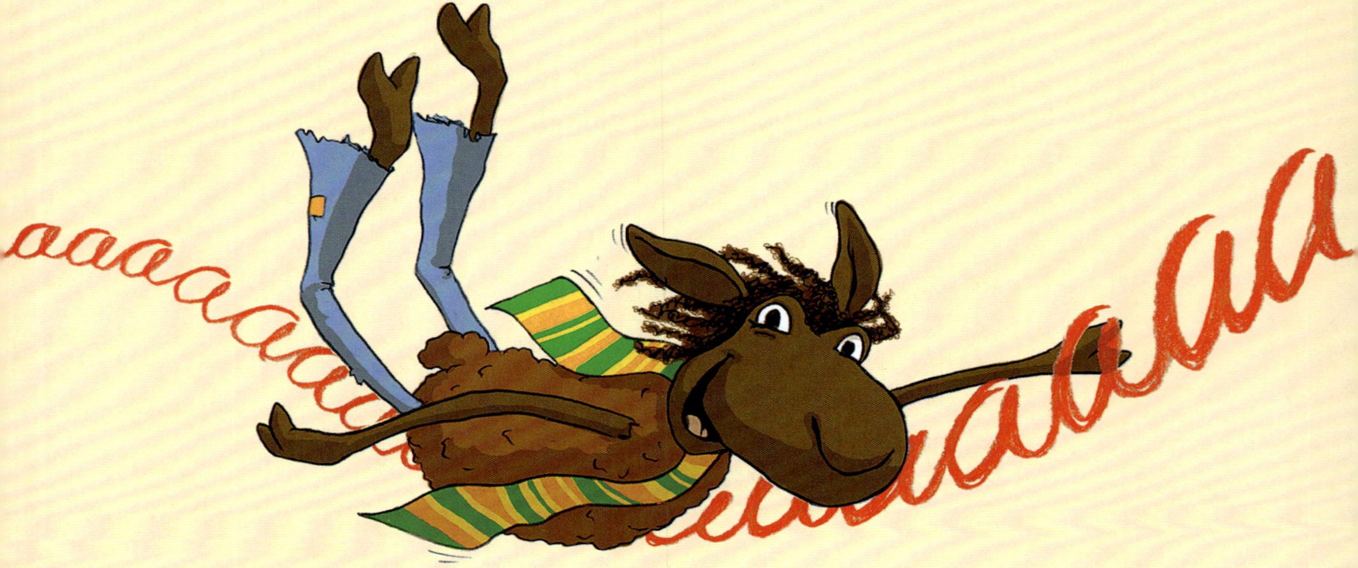

Aaahh sagen

Das geht wirklich einfach:
Öffne den Mund, ganz weit,
und lass ein schönes Aaaaaaahh raus.
Und noch einmal: Aaa-
aaaahh! Aaaaaaahh!
Aaaaaaahh!
Im Aaaa-auto.
Beim Spa-aaaa-zierga-aaang.
Laaaaut. Leise. Aaaahh.

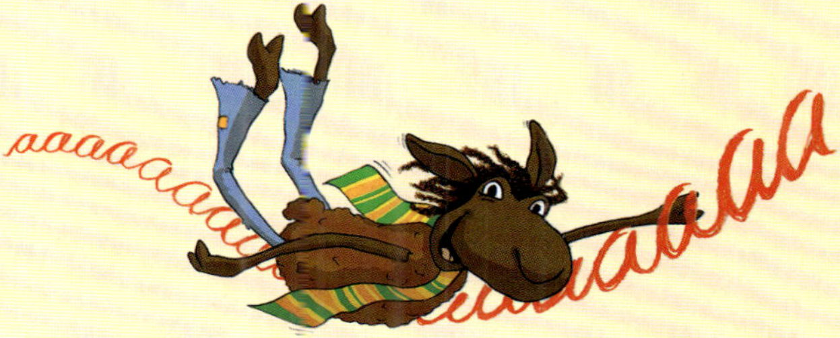

Das ist ein Wohlfühlton!
Deine Kiefergelenke entspannen sich und auch deine Halsmuskulatur.
Das hilft gegen mentale Verbissenheit und auch gegen Migräne.
Aaahh sagen ist ein Loslass-Ton:
Du fühlst dich emotional freier und bereit für Neues.

Die Lippen berühren

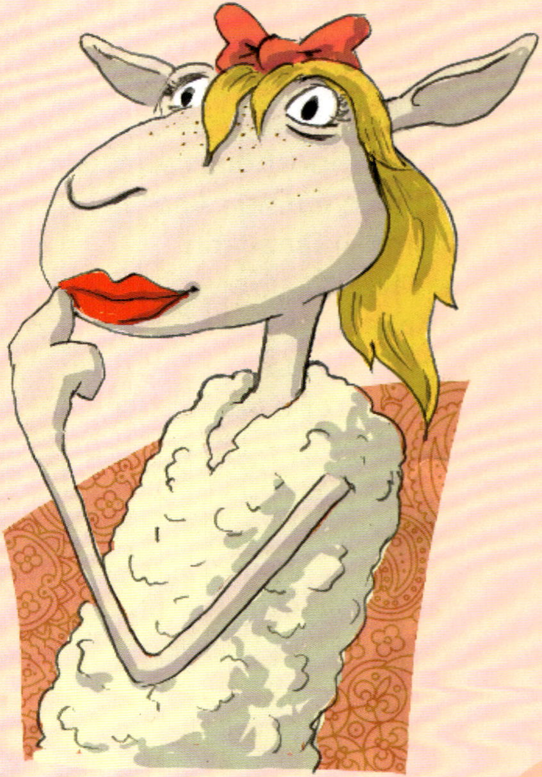

Die Lippen berühren

Lege eine Fingerspitze ganz zart auf deine Lippen.
Streiche mit dieser Fingerspitze feinfühlig die Konturen deiner Lippen entlang.
Mach in der Mitte deiner Oberlippe eine kleine Pause:
kleine Finger-Rast beim Lippenherz-Bereich.
Atme dabei ruhig und genussvoll ein und aus.
Mach auch bei jedem deiner Mundwinkel eine kleine zärtliche Pause.
Ziehe dabei jeden deiner Mundwinkel leicht nach oben und außen – wie zu einem Mini-Lächeln.
Berühre deine Lippen öfter am Tag achtsam und freundlich.

Das freundliche Berühren deiner Lippen aktiviert in deinem Gehirn gute Erinnerungen und antidepressive Neurotransmitter, das macht dich sanfter und mitfühlender, schützt dich aber auch vor emotionalen Verletzungen: Liebevolle Selbstberührung hat einen Booster-Effekt für Körper und Psyche!

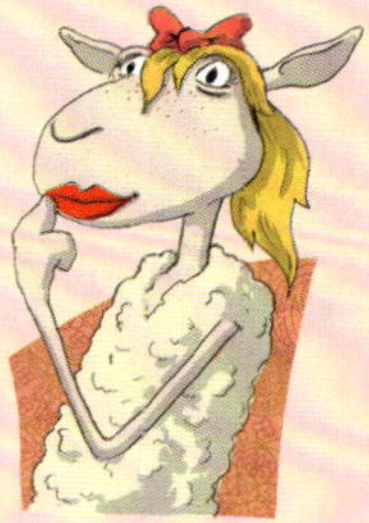

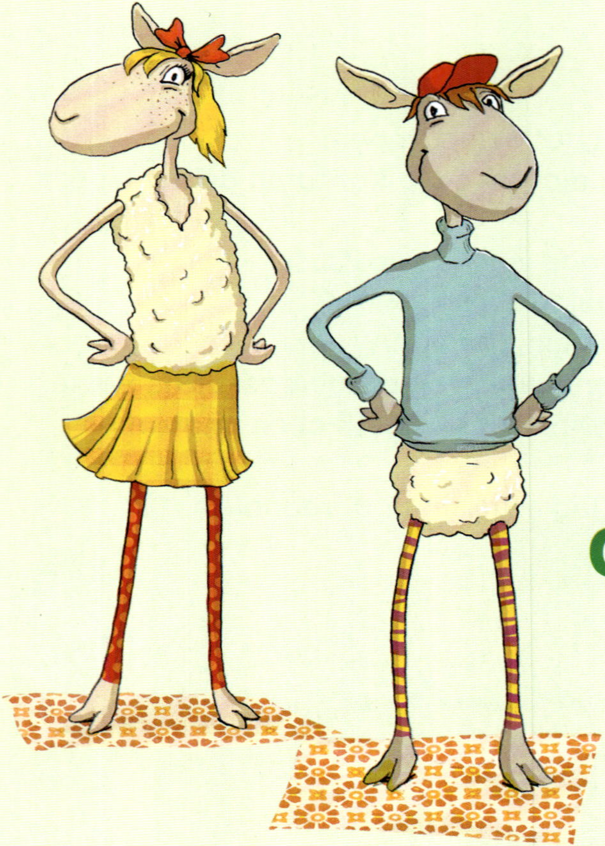

Hände in die Hüften

Hände in die Hüften

Hebe ein bisschen deine Arme und stütze deine Hände rechts und links kräftig auf deine beiden Hüftknochen.

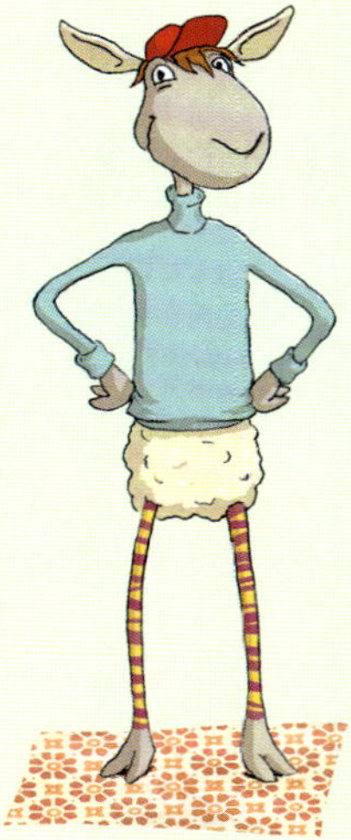

Du kannst dabei das ganze Gewicht deines Oberkörpers über die Arme auf deine Hüften geben.
Das Gewicht geht dann über das Becken, die Beine und die Füße in den Boden.
Hände in die Hüften ist immer und überall möglich: im Stehen, im Sitzen und sogar im Liegen.

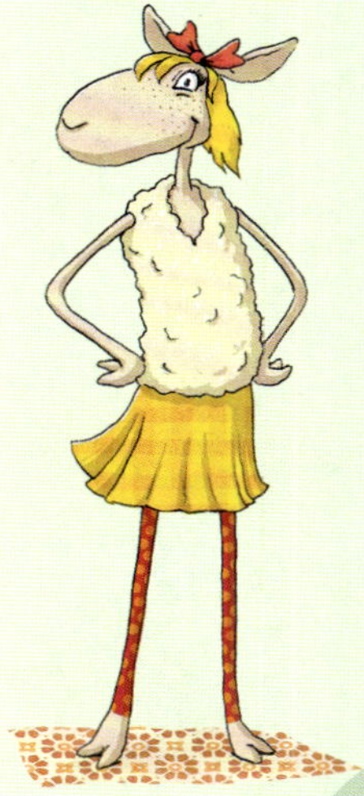

Die Armhaltung macht dich breiter und sichtbarer und du fühlst dich präsenter.
Die Stabilisierung deines Körpers entwickelt dein Gehirn zur psychischen Stabilität weiter.
Hände in die Hüfte stemmen ist eine echte Mut-Haltung.

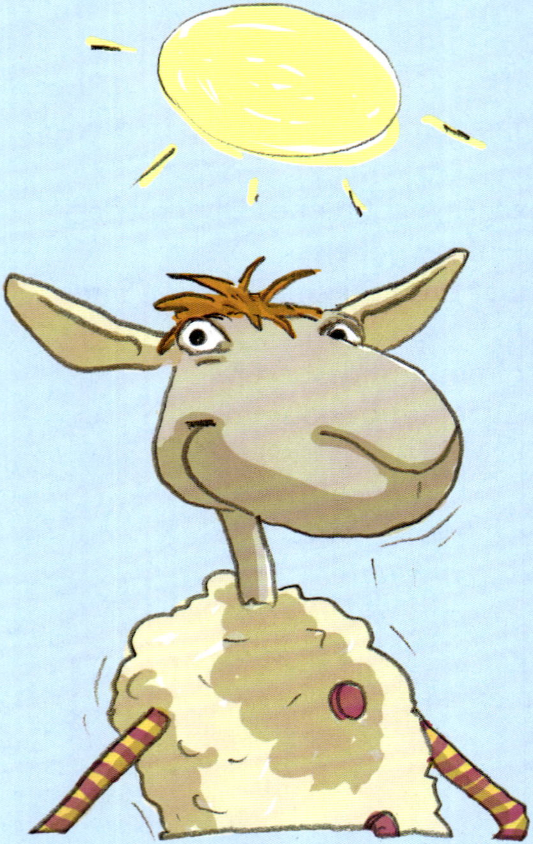

Kopf hoch

Kopf hoch

Diese lebenswichtige Übung ist ganz einfach:
Nimm einfach den Kopf hoch.
Du musst nur deinen Muskeln und deiner Halswirbelsäule erlauben, sich etwas zu strecken und dein Kinn dabei anzuheben.
Wenn wir anderen Menschen Mut und Hoffnung machen wollen, sagen wir oft: »Kopf hoch!«
Wir scheinen instinktiv zu wissen, dass diese Körperhaltung mental und emotional hilft.
Also öfter mal bewusst: Kopf hoch.

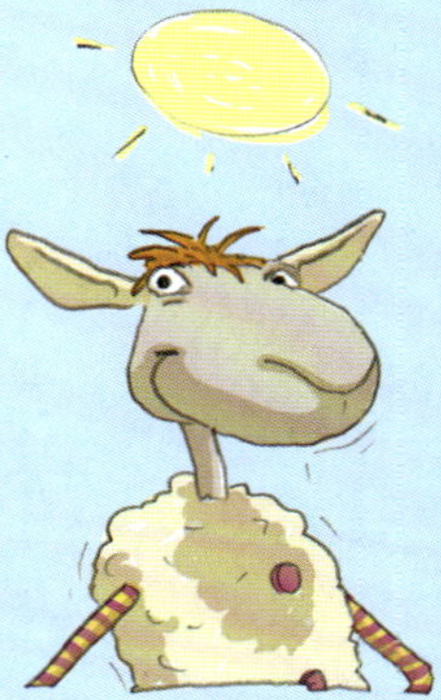

Schon als kleines Baby hast du versucht, dein Köpfchen aufzurichten und hochzuhalten – vergiss das nicht! Diese Mini-Aufwärtsbewegung bewertet das Gehirn als Stärke. Kopf hoch ist eine wunderbare Übung für Selbstwirksamkeit und Ermutigung.

Sich wälzen

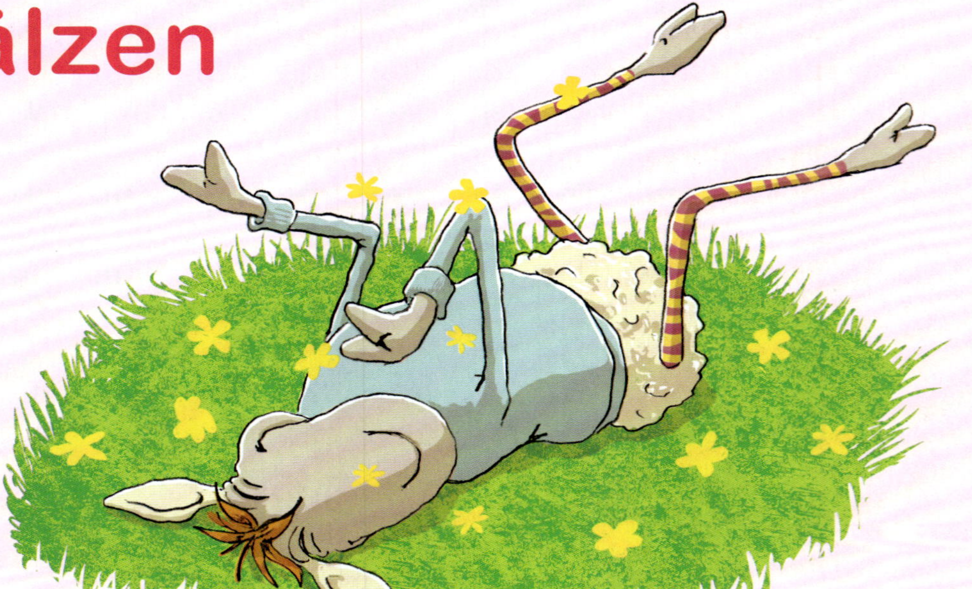

Sich wälzen

Viele Vierbeiner machen das: sich wälzen. Manchmal aus Genuss und Lebensfreude. Manchmal, um ihre Haut mit einer schönen Schutzschicht zu versorgen. Das kannst du auch.
Morgens im Bett: Wälze dich hin und her in einer magischen Schutztinktur.
Genussvoll von links nach rechts und von rechts nach links.
Beim Sport auf deiner Gymnastikmatte.
Oder im Sommer einfach auf der grünen Wiese.
Im Winter im Schnee.

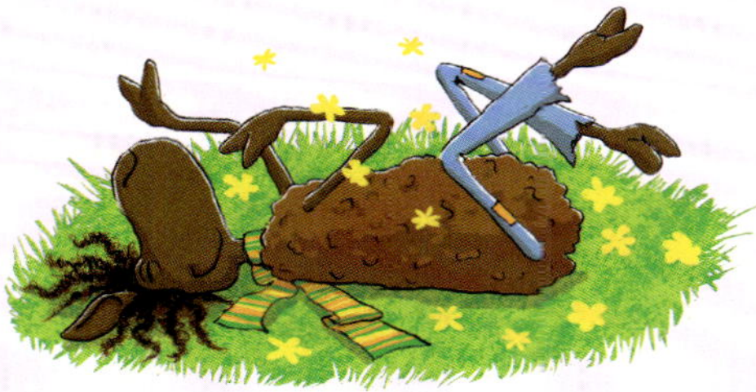

Sich hin und her wälzen gibt deinem Körper und deinen Gefühlen feste Kontur und gute Begrenzung. Und macht gute Laune. Es ist ein körperlich und emotional wertvoller Schutz gegen Belastung und Dünnhäutigkeit.

Auswerfen

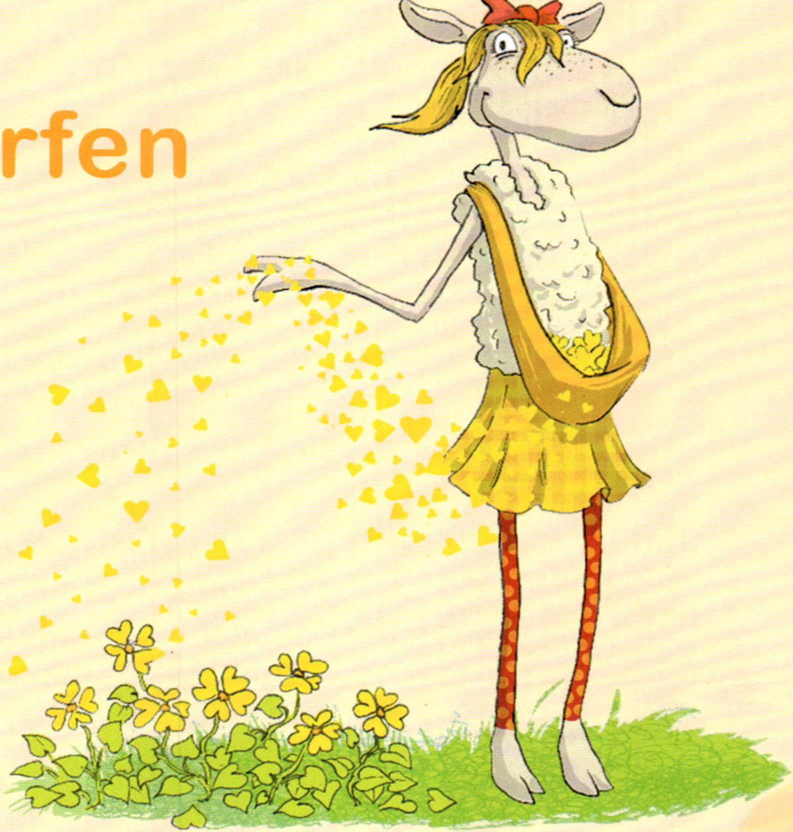

Auswerfen

Bewege deine Arme kraftvoll im großen Bogen abwechselnd weit nach außen.
Rechts und links im Wechsel. So, als wolltest du Kornsamen aussäen.
Atme dabei jeweils sanft und langsam aus.
Das geht im Sitzen und im Stehen. Und auch im Gehen.
Und selbst im Liegen.
Überlege dabei, zu wem du demnächst großzügiger sein willst.
Oder nachsichtiger.
Oder toleranter.

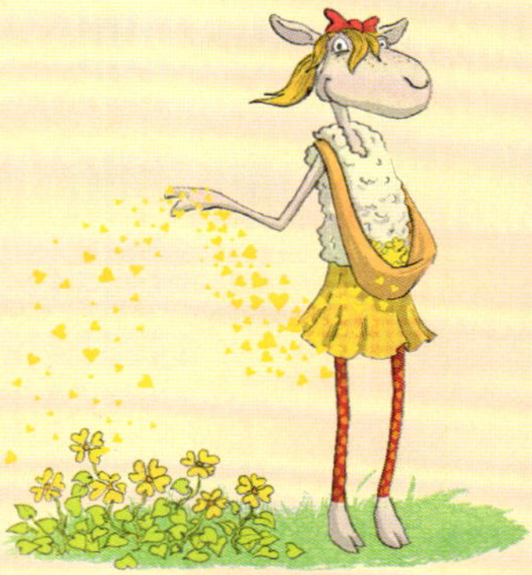

*Durch diese Bewegung weitet sich dein Brustkorb und deine Wirbelsäule richtet sich auf.
Die äußere Haltung nimmt Einfluss auf deine innere Haltung: Es entsteht in dir ein Gefühl von Größe, Großzügigkeit und Freiheit. Und durch die Armbewegung entsteht eine ruhige Verbindung zwischen der Außen- und deiner Innenwelt.*

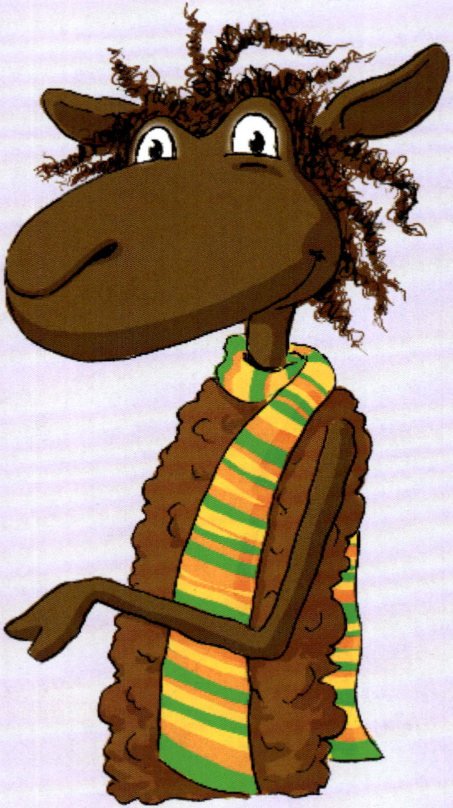

Augen leuchten

Augen leuchten

Lass deine Augen leuchten, lass sie strahlen.
Stell dir vor, du hast etwas Wunderbares gesehen.
Du kannst es vor dem Spiegel ausprobieren:
Schau dich mit leuchtenden Augen an. Bitte, tu es!
Schau auch andere Menschen so an!
Auch tagsüber, immer wieder mal: Benutze deine Hand wie einen kleinen imaginären Handspiegel: Schau dich darin an – mit leuchtenden Augen und voller Liebe.

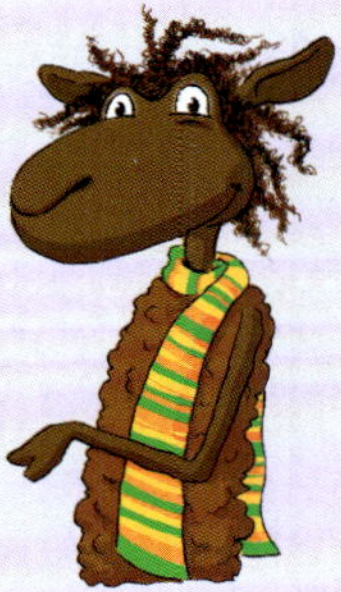

Mit dieser Übung lässt du leuchtende Erinnerungen wach werden. Es entsteht liebevoller (Blick-)Kontakt zu dir selbst, unter anderem durch die Spiegelneurone in deinem Gehirn. Du schaffst für dich und andere ein Gefühl emotionaler Geborgenheit.

Schaukeln

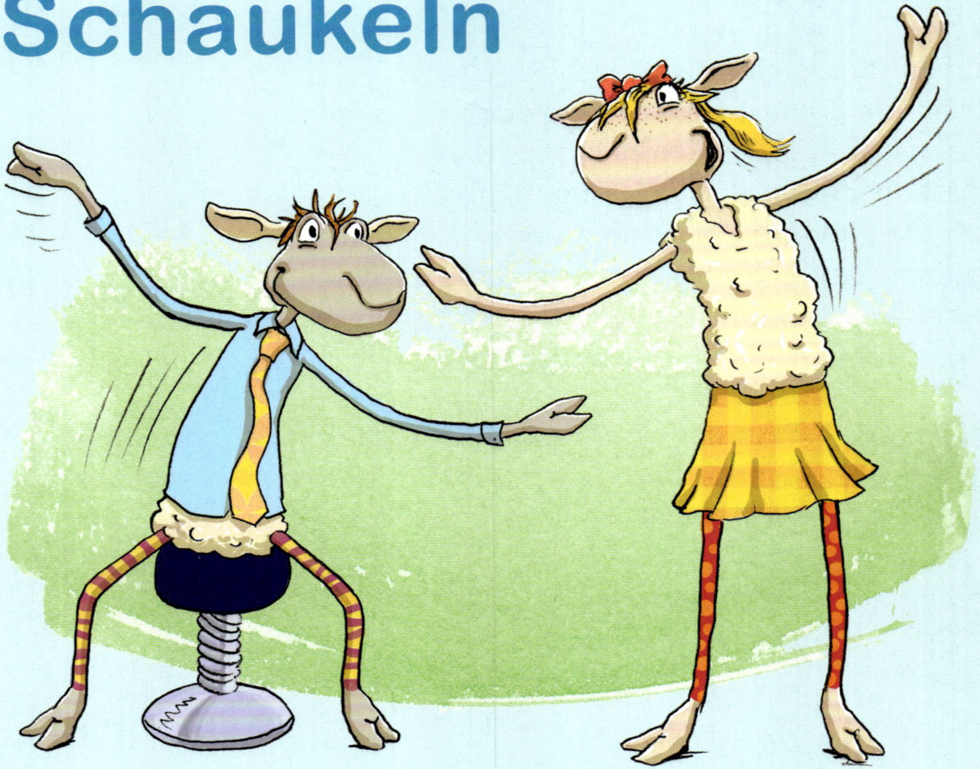

Schaukeln

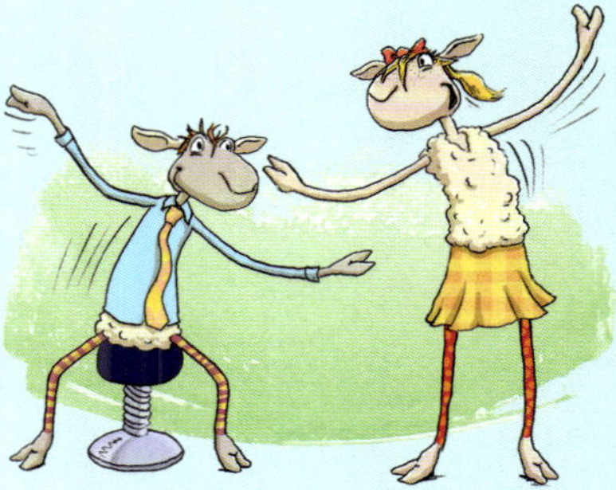

Schaukeln geht immer. Wirklich!
Im Stehen – etwas breitbeinig – kannst du dich leicht hin- und herwiegen.
Im Sitzen auf einem Stuhl geht das auch:
Hin- und herschaukeln. Hin und her.
Von rechts nach links. Von links nach rechts.
Statt bei Ärger zu schreien oder zu platzen:
Wiege deinen Körper hin und her. Hin und her.
Das ist auch eine schöne Rechts-links-Übung, also bilaterale Stimulation in wirksamer Reinform.

Beim Schaukeln werden nicht nur alle beteiligten Muskeln und Gelenke gelockert. Durch weitergeleitete Nervenimpulse in deinem Gehirn wird auch dort ein ähnlicher Zustand erzeugt: Du lässt deinen Gedanken ein wenig freien Lauf, sie dürfen abschweifen.
Das ist für bestimmte Gehirnbereiche eine wichtige Erholungspause.
Dein Leben fühlt sich leichter an.
Schaukeln macht Sanftmut.

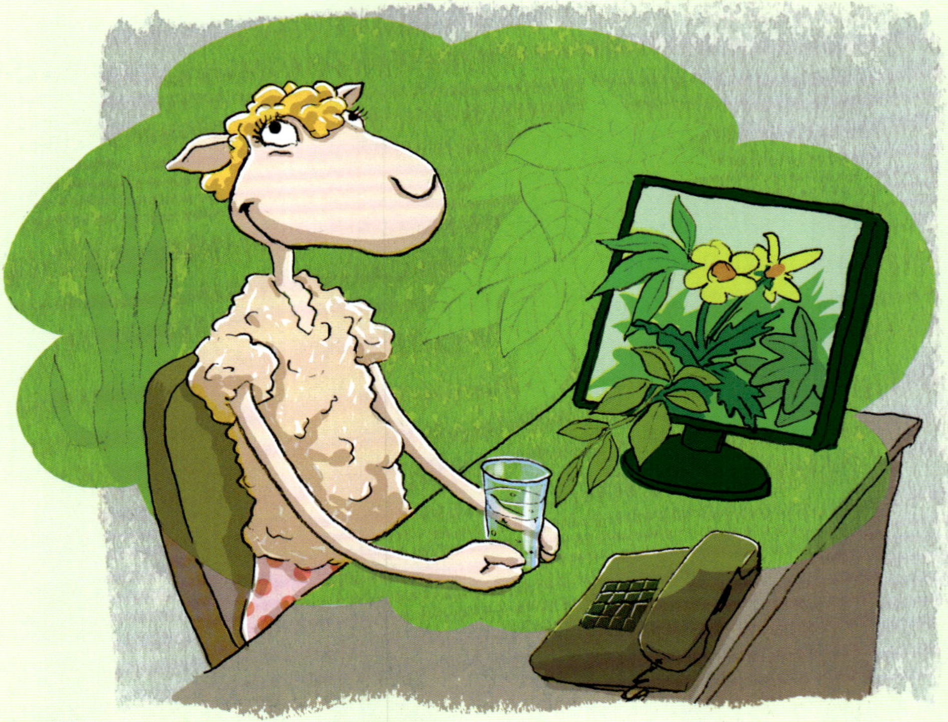

Grün sehen

Grün sehen

Heb deinen Kopf und schau ein wenig um dich herum.
Lass deine Augen wandern: Wo ist Grün?
Hellgrün. Dunkelgrün. Frühlingsgrün. Smaragdgrün – Grün in allen Variationen.
Für ein paar Sekunden: Konzentriere dich auf Grün.
Eine Nuance Grün. Oder 50 Nuancen Grün. So viele Abstufungen können deine Augen und die Sehrinde in deinem Gehirn wahrnehmen.
Grün: Wohlfühlfarbe. Wissenschaftlich erwiesen.

Dein Auge und dein Sehnerv brauchen immer wieder Entspannung. Denn sie sind nicht nur bei Bildschirmarbeit, sondern in jeder Form von Wachzustand aktiv. Grün sehen beruhigt den Sehnerv und deine emotionalen Zentren. Jedes Mal, wenn du emotional rot- oder schwarzsiehst: Stell deinen mentalen oder deinen echten Bildschirmschoner auf Grün. Augen-Wellness macht Nerven-Wellness.

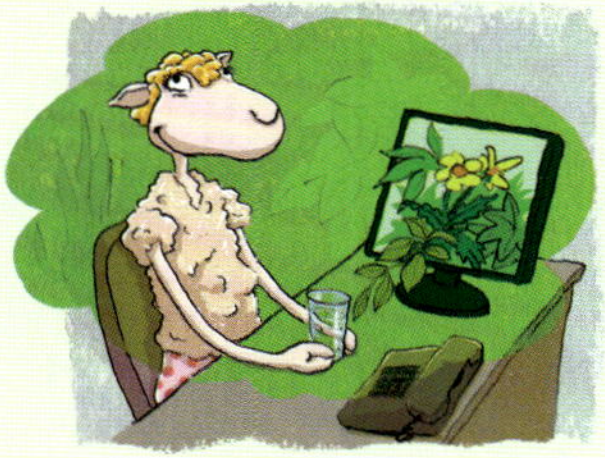

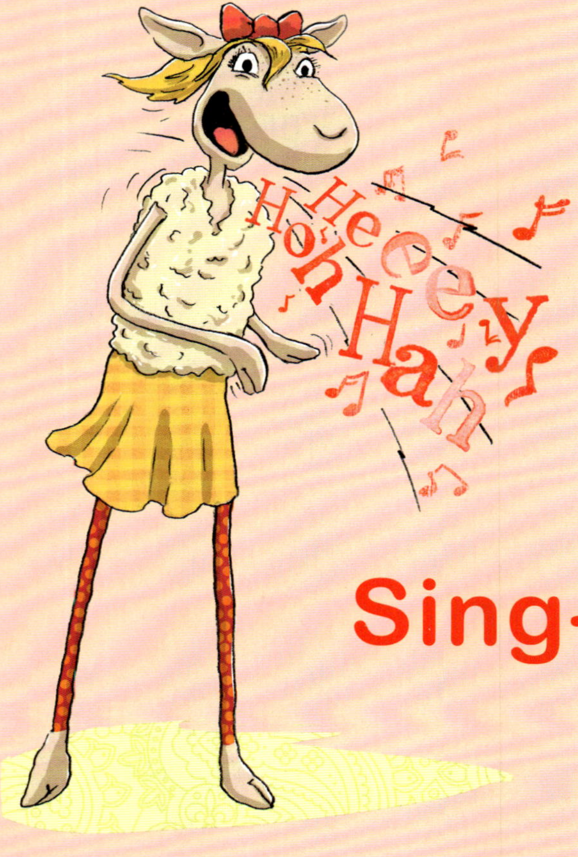

Sing-Schreien

Sing-Schreien

Hol tief Luft, Mund auf und raus mit dem Ton:
Ha! Hey! Hi! Ha! Ho! Hu!
Wiege deinen Oberkörper dabei hin und her.
Ha! Hey! Hi! Ha! Ho! Hu!
In tiefer Tonlage: Ha! Hey! Hi! Ha! Ho! Hu!
In hoher Tonlage: Ha! Hey! Hi! Ha! Ho! Hu!
Wenn's geht, schön laut. Ha! Hey! Hi! Ha! Ho! Hu!
Vielleicht magst du auch im Takt dazu boxen,
stampfen oder in die Hände klatschen:
Ha! Hey! Rechts-links! Hi! Ha! Rechts-links! Ho! Hu!

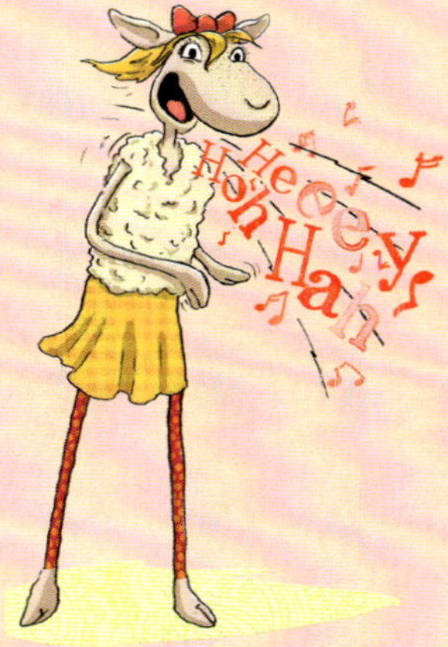

Rhythmisches Sing-Schreien ist ein uraltes magisches Ritual, um Kraft und Mut zu tanken und böse Geister zu vertreiben. Es wirkt: Kraftvolle Bewegungen deines Körpers, deiner Kehle und deiner Stimmbänder stärken dein Lebensgefühl und deine Selbstwirksamkeit.

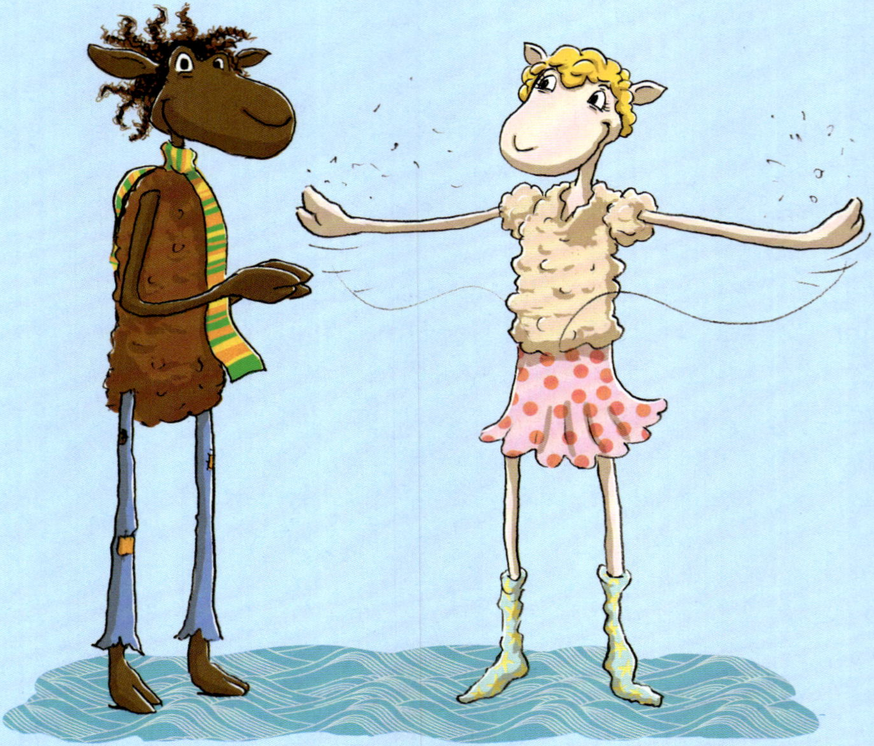

Schwimmen

Schwimmen

Ob du Nichtschwimmer bist, ob gerade kein See da ist oder ob du wasserscheu bist: Dieses Schwimmen geht immer.
Nimm deine Arme dicht vor deinen Oberkörper, lege deine Handflächen aufeinander, mit den Fingerspitzen nach vorne.
Nun strecken sich deine Arme, die Fingerspitzen immer voraus, mit einer schönen kraftvollen Bewegung nach vorne.
Und jetzt gehen deine Arme auseinander (sie schieben das »Wasser« rechts und links zur Seite).
Und gleich noch ein Schwimmzug. Und noch einer!

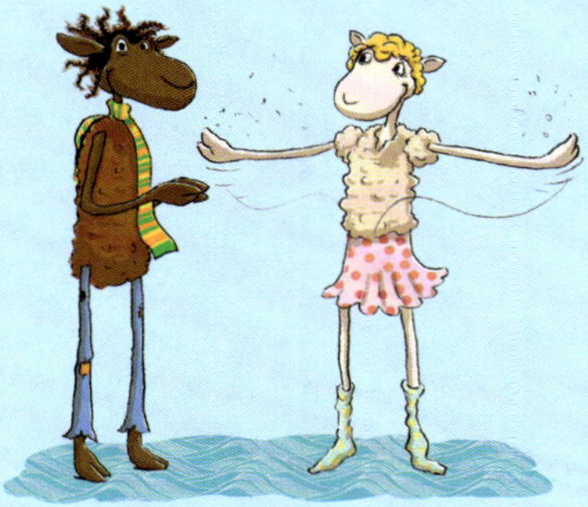

Wenn du deine Arme bewegst und dabei deinen Brustkorb weitest, signalisiert das dem Gehirn Kraft und Selbstwirksamkeit – statt Angst oder Panik. Schwimmen ist eine Vorwärtsbewegung und somit ein Verstärker für Zuversicht. Beim Trockenschwimmen kannst du übrigens nicht untergehen!

Breitbeinig sitzen

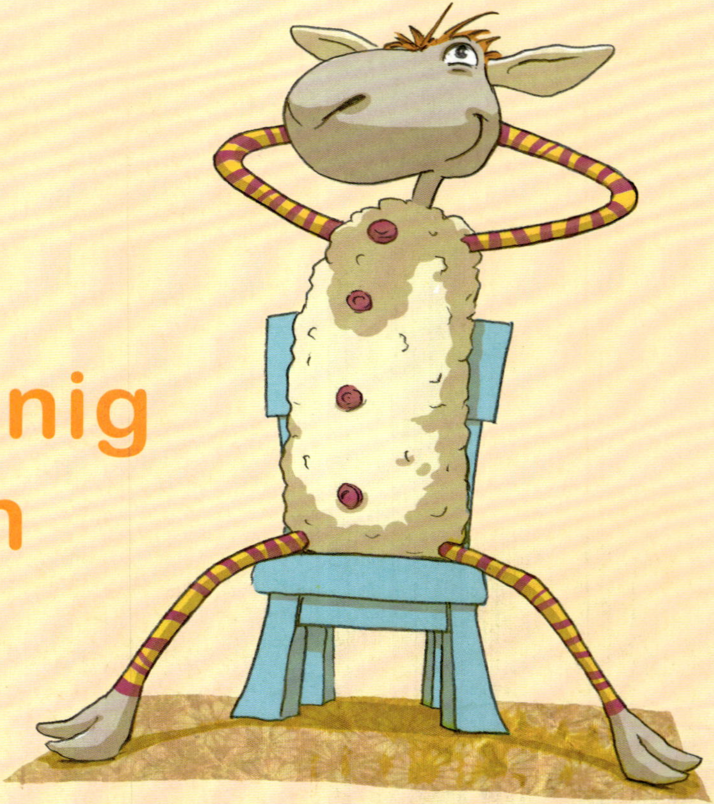

Breitbeinig sitzen

Lass beim Sitzen die Beine ganz entspannt aus dem Becken »herauswachsen«: Das bedeutet leicht gespreizte Oberschenkel, was sich fortsetzen darf in deine Knie und deine Unterschenkel.
Deine Füße können mit etwas Abstand zueinander auf dem Boden ruhen.
Das kannst du überall machen, wo du gerade sitzt: beim Frühstück, in der Besprechung – einfach überall.
Und wenn du schon dabei bist:
Lass auch deine Schultern breit werden und gib deinen Armen etwas Spielraum.

Diese Körperübung hilft dir, dich mental durchzusetzen, eine Situation kraftvoll und stabil auszusitzen.
Du kannst in stabiler Sitzhaltung besser denken und verspürst Würde und innere Ruhe.
Stabiles Sitzen spart Energie, die du an anderer Stelle dann einbringen kannst.

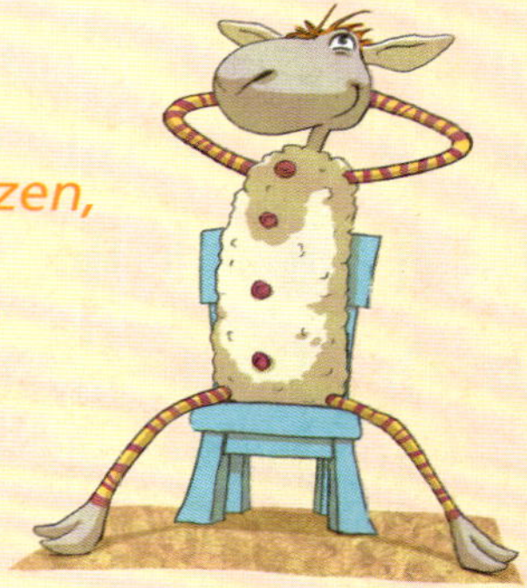

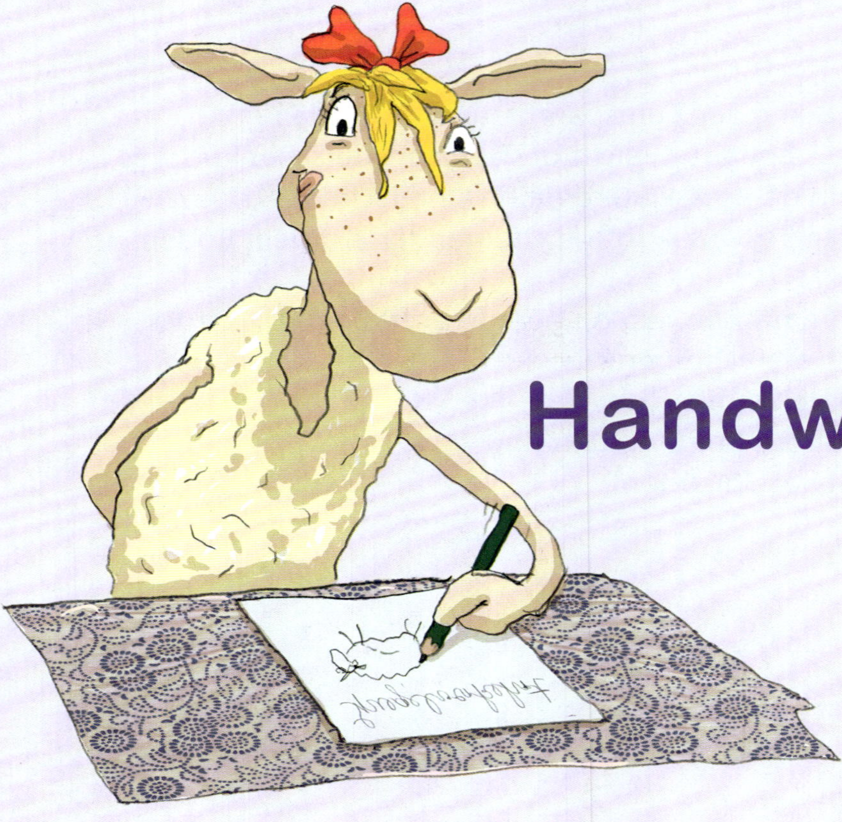

Handwechsel

Handwechsel

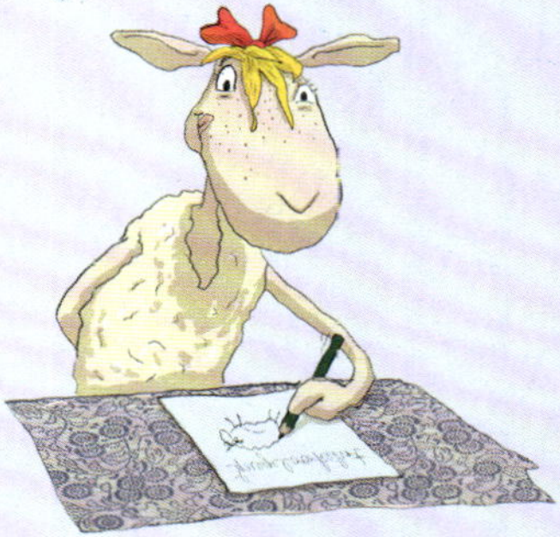

Wenn du Rechtshänder bist, dann macht jetzt
deine linke Hand alles.
Und wenn du Linkshänder bist, macht jetzt
deine rechte Hand alles.
Die Tür aufmachen, den Kühlschrank öffnen
und die Milch herausnehmen, den Wasserhahn
auf- und zudrehen, Zähne putzen, SMS schreiben …
einfach alles.
Fang mit den ganz einfachen Tätigkeiten an und steigere dich allmählich.
Ein schönes Ablenkungsmanöver von düsteren Gedanken.

Wenn du alte Gewohnheiten änderst, reagiert dein Gehirn sofort (!) mit Umbauprozessen. Eine Umstellung von rechts auf links und umgekehrt in deinem Körper bewirkt auch in deinem Gehirn ganz schnell eine Umstellung. Diese Muster-Wechsel-Übung hilft dir auch, aus negativen Denkmustern allmählich in zuversichtliche Denkmuster umzuschalten.

Hüpfen

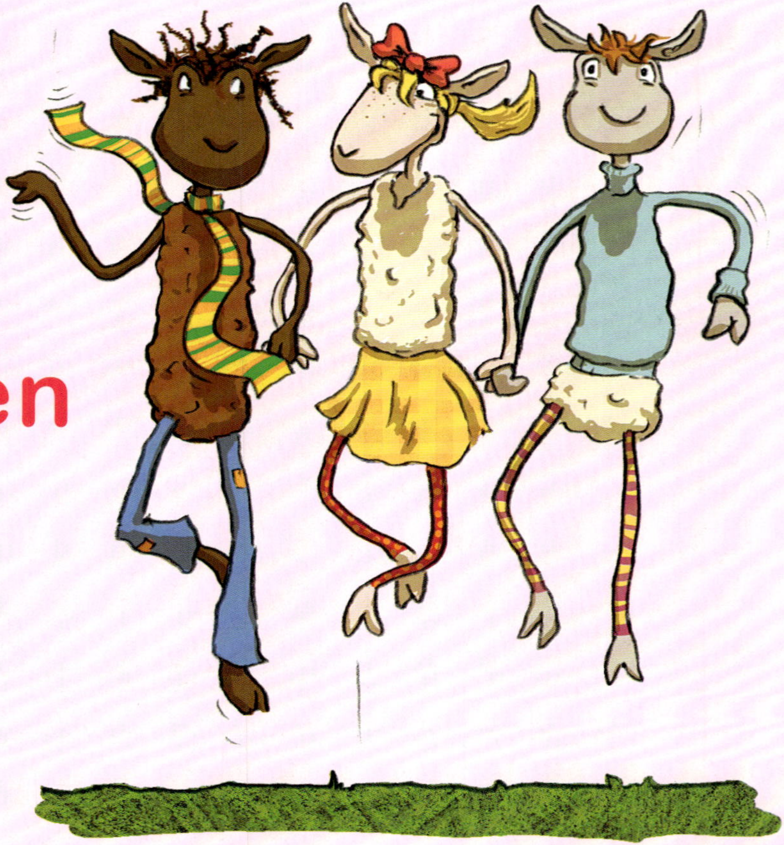

Hüpfen

Hüpfen ist eine kinderleichte Kinderübung.
Ein bisschen in die Knie gehen. Einatmen.
Und nun ein kleiner Hüpfer in die Luft.
Hops! Na, geht doch!
Und jetzt ein kleiner Hüpfer mit dem rechten Bein.
Und jetzt ein kleiner Hüpfer mit dem linken Bein.
Und noch mal rechts. Und noch mal links!
Und jetzt: ein Riesen-Hupf!

Dein Gehirn liebt diese kraftvolle Aufwärtsbewegung.
Serotonin-Produktion pur!
Hüpfen lässt dich Ärger und Schwermut vergessen.
Hüpfen bringt Erleichterung und Lebensfreude!

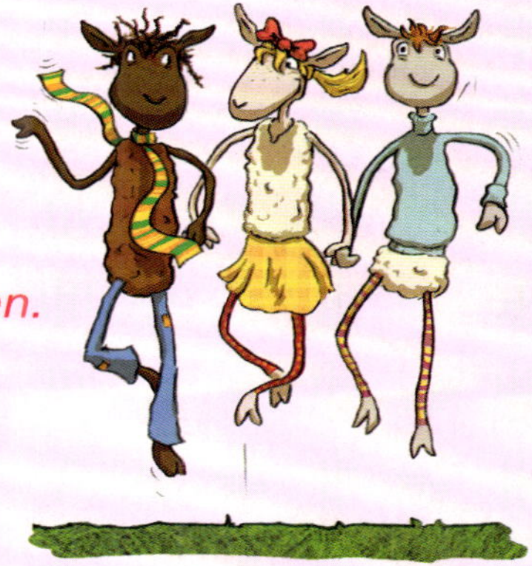

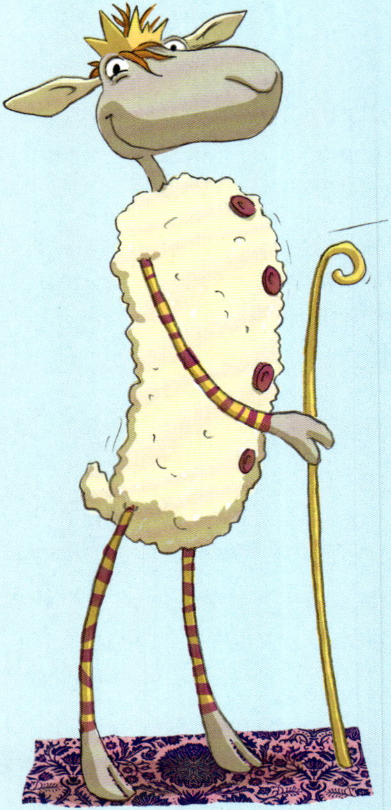

Brust
raus

Brust raus

Immer wenn du dich mutlos und beklommen fühlst:
Streck die Brust raus.
Das Brustbein richtet sich dabei auf, die Rippen entfalten sich etwas und deine Lunge freut sich, weil es sich nun leichter atmet. Besonders morgens, wenn du aufstehst, mach gleich deine ersten Schritte mit herausgestreckter Brust.

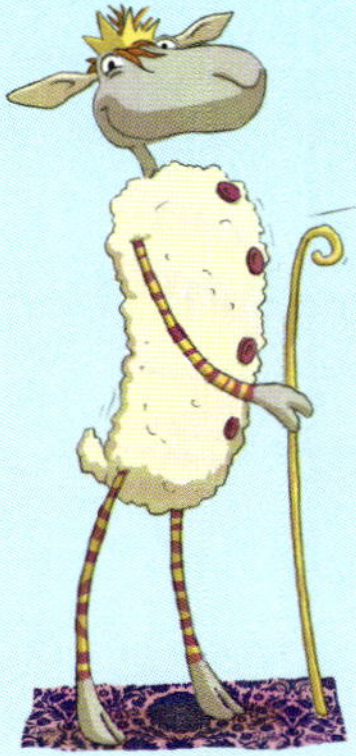

Wenn du die Brust weitest und öffnest, wirst du tatsächlich breiter und mindestens 5 cm größer. Und der erweiterte Brustraum ermöglicht dir eine bessere Sauerstoffaufnahme, was auch deinem zuversichtlichen Denken zugutekommt. Dein Körper freut sich über diese Entfaltung und dankt es dir mit Wohlfühlhormonen.

Augen rollen

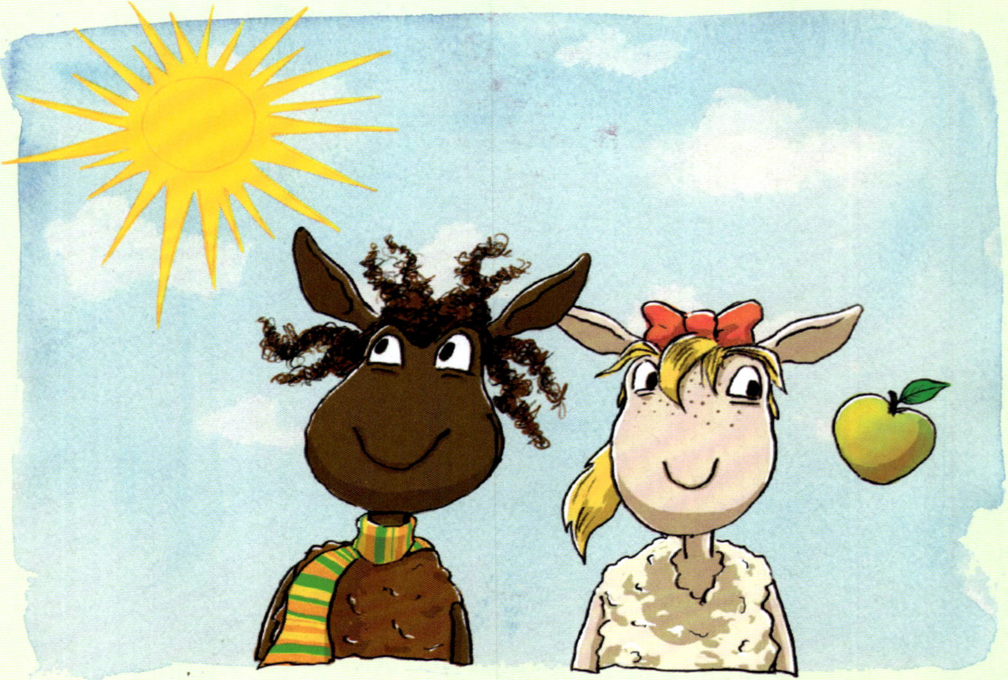

Augen rollen

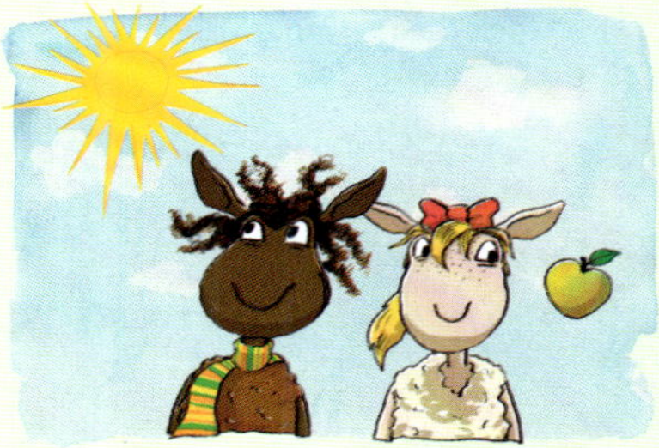

Augen rollen geht immer:
Augen auf und los geht's.
Bewege deine Augen langsam von
rechts nach links.
Und nun von links nach rechts.
Mindestens dreimal im Wechsel – gerne auch öfter.
Im Stehen. Im Sitzen. Beim Gehen. Und auch im Liegen.
Sei dabei aufmerksam:
Lass deine Augen etwas Interessantes sehen.
Oder etwas Schönes.
Vielleicht freundliche Äpfel.

Beim Rechts-links-Augenrollen und dabei etwas Interessantes sehen versorgt der Sehnerv das Sehzentrum im Gehirn mit Ablenkung. Es ist eine super Lockerungsübung gegen den starren Angst-Blick. Und es ist die klassische EMDR-Übung – emotionale Stabilisierung pur.

Im Gleichschritt gehen

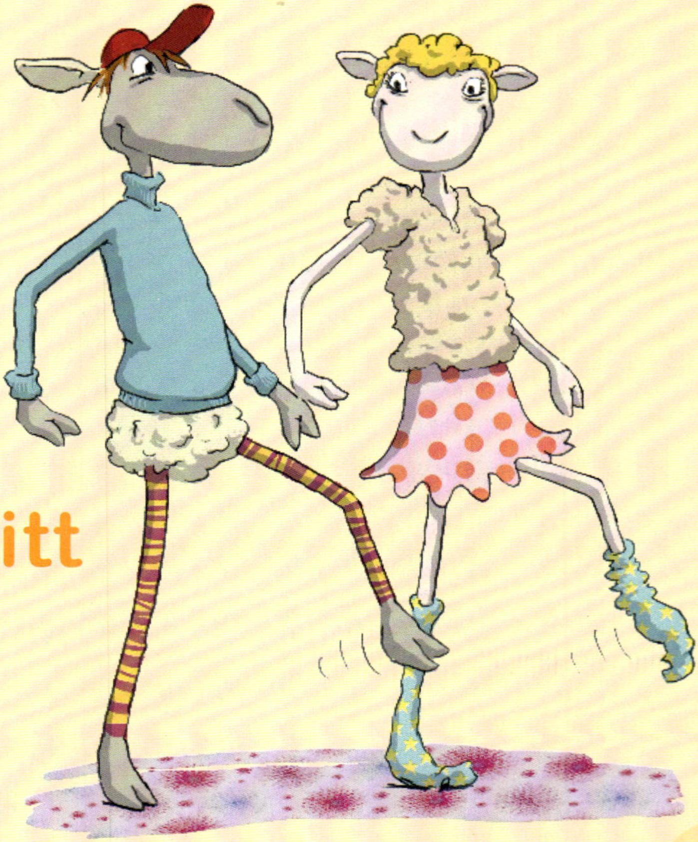

Im Gleichschritt gehen

Für diese Übung brauchst du einen Mitspieler. Am besten einen lieben Menschen, den du kennst – und der auf Gleichschritt neugierig ist.
Bitte ihn, in seiner Gangart loszugehen.
Schau zu, sei achtsam und beginne, genauso mitzugehen.
Deine Füße, deine Beine, dein Körper werden zu aufmerksamen Teamplayern.
Schön im Gleichschritt. Gleicher Rhythmus. Schöne Resonanz.
Nun wechselt die Rollen.
Deine Gangart. Kurze Schritte, lange Schritte.
Dein Rhythmus. Gemeinsamer Rhythmus.
Gleichschritt schafft eine freundliche Verbindung zwischen euch beiden.

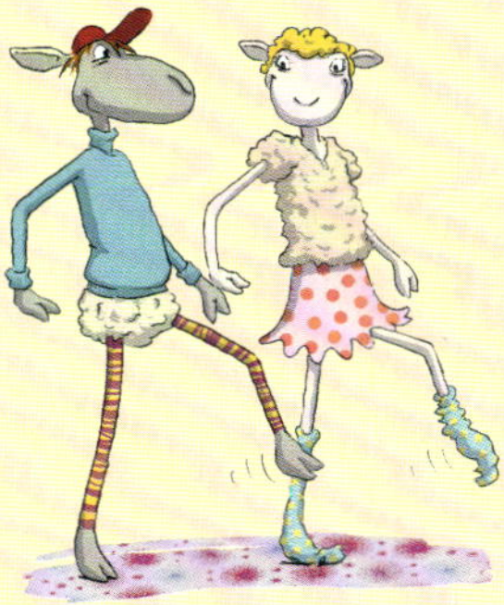

Gemeinsame Körperbewegung schafft eine gemeinsame Gefühlsebene. Dieses schöne Gefühl schüttet das Hormon Oxytocin aus, welches dein Gefühl der Verbundenheit mit den Menschen und der Welt stärkt.

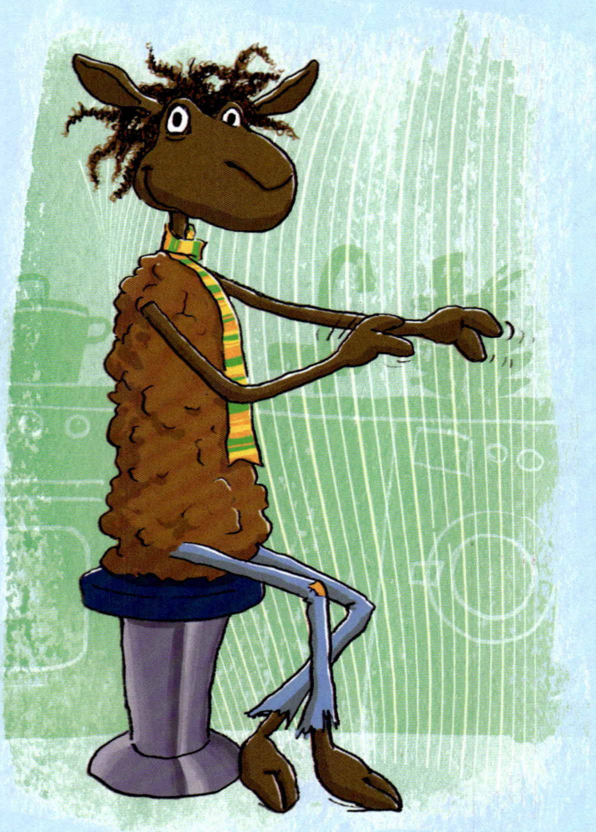

Harfe spielen

Harfe spielen

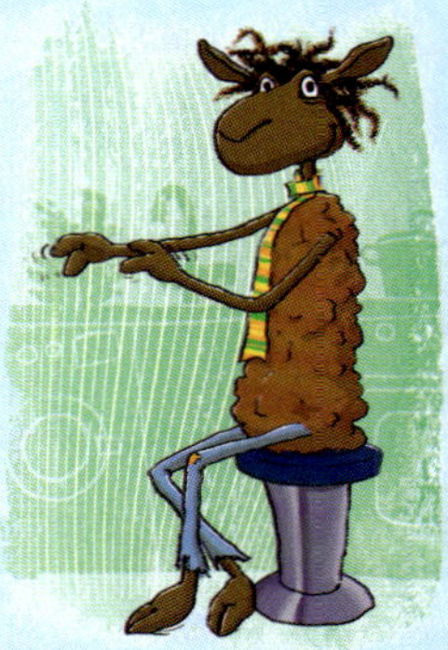

Wann hast du das letzte Mal Harfe gespielt?
Noch nie? Dann wird es aber Zeit!
Ganz einfach mal aufrecht sitzen.
Stell dir nun eine Harfe vor deinem Körper vor.
Nimm deine Arme ein wenig hoch. Lass deine Finger rechts und links über die Harfensaiten gleiten.
Und ein wenig zupfen, rechts und links.
Mal zart. Mal fest. Mal schnell. Mal langsam.
Deine Finger spielen ein schönes Liedchen.
Sie spielen. Und tanzen.

Beim Harfen-Handspiel sind dein Großhirn und dein Kleinhirn spielerisch beschäftigt. Gleichzeitig werden alte Spiel-Erinnerungen aktiviert – Ergebnis: Produktion von »Freude-Neurotransmittern«. Das ist eine gute Grundlage für lustvolles Denken und Handeln. Statt wütend mit geballten Fäusten dazusitzen: Lass deine Finger spielen!

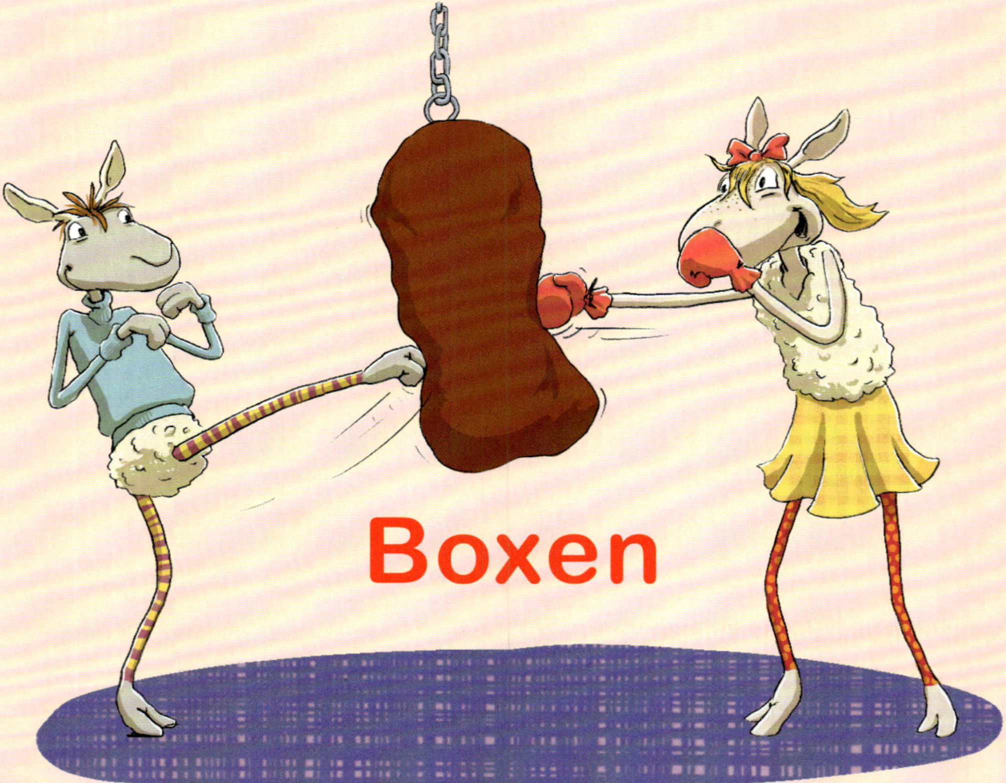

Boxen

Boxen

Auch für friedliebende Menschen hilfreich: Boxen.
Aufrecht und breitbeinig stehen, locker in den Knien, leichte, tänzelnde Schritte.
Deine Arme schützend vor deinem Oberkörper und deinem Gesicht. Hände zu Fäusten geballt.

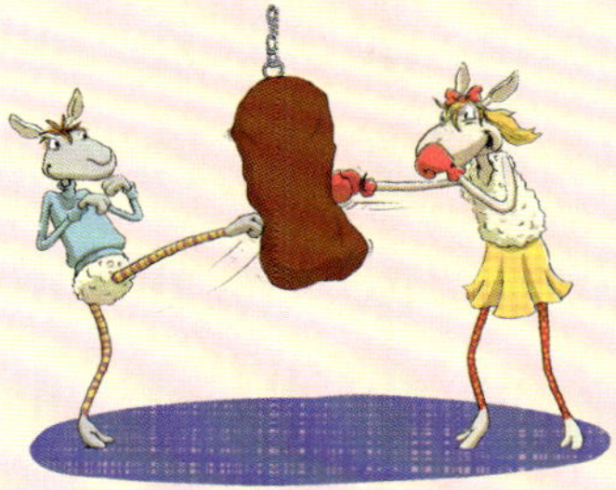

Und jetzt: ein schöner rechtsseitiger Boxhieb nach vorne in die Luft. Bumm!
Und jetzt ein schöner Boxhieb mit links. Bumm!
Geht doch! Nur keine Hemmung!
Und wenn du schon dabei bist:
Mit den Beinen könntest du es auch versuchen – Kickboxen!

Schattenboxen ist außerordentlich hilfreich gegen Mutlosigkeit und Traurigkeit. Die Rechts-links-Körpertätigkeit führt über neuronale Verknüpfungen zur Produktion von antidepressiven Substanzen in deinem Gehirn bzw. Körper. Boxen hilft dir im Stimmungstief zu einem Gefühl von Kraft und Selbstwirksamkeit.

Schnäuzen

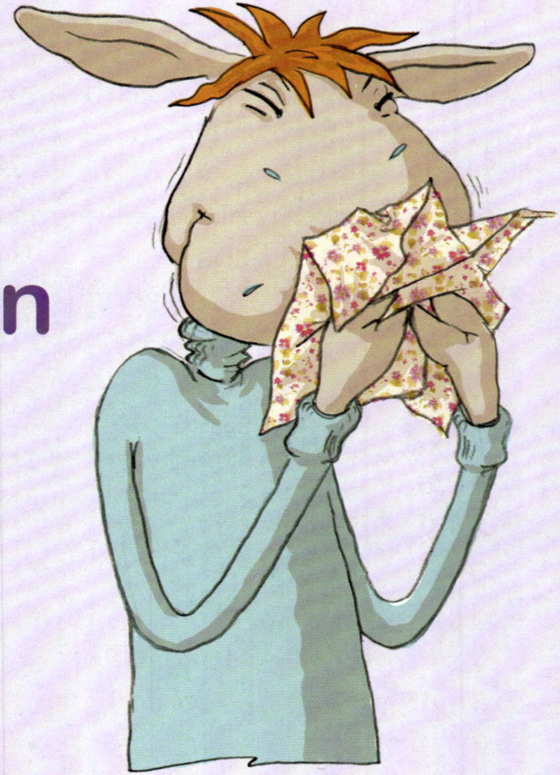

Schnäuzen

Immer wenn Wut oder Angst in dir hochkriecht:
Nimm ein Taschentuch und schnäuze deine Nase, so fest und wenn möglich so laut, wie du kannst.
Stell dir dabei vor, dass du alle Angst und Wut herausschnäuzt, ins Taschentuch hinein. Das Taschentuch samt unerwünschtem Inhalt kannst du dann gleich zusammenknüllen und wegwerfen.
Raus damit und weg damit.

Die willkürliche Handbewegung beim Schnäuzen aktiviert einen großen Bereich in deiner Großhirnrinde und lenkt vom Angst- und Wutprogramm ab. Außerdem wirkt das Umfassen und Drücken deiner Nase wie eine kleine Massage. Dieser angenehme Nervenreiz wird ins Gehirn weitergeleitet: Durch das Ablenkungsprogramm ist wieder Platz für klares Denken und Zukunftspläne.

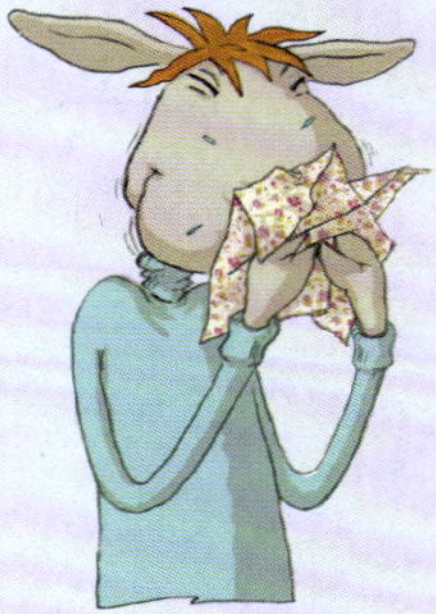

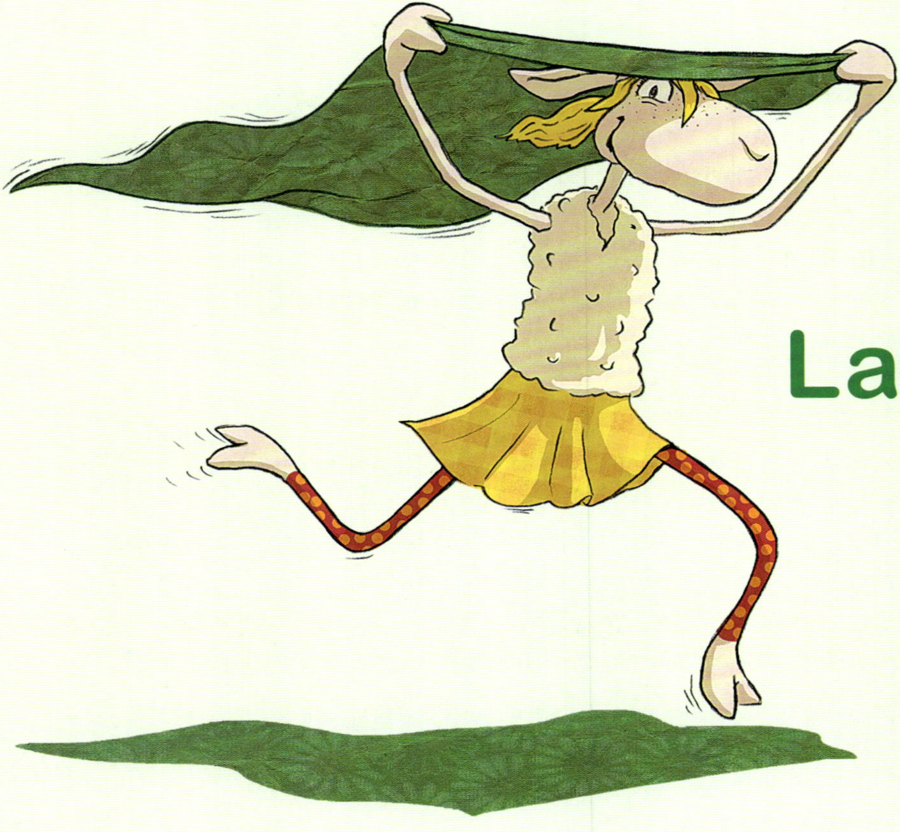

Laufen

Laufen

Das kannst du schon, seitdem du ungefähr ein Jahr alt bist:
Laufen.
Vielleicht liebst du es heute noch. Prima!
Laufen.
Rechtes Bein, linkes Bein, Geschwindigkeit aufnehmen.
Die Arme schwingen mit. Deine Atmung verstärkt sich.
Lauf los!
Wenigstens ein paar Meter.
Sogar im Sitzen geht das: Auf der Stelle laufen – probier's aus!
Lauf! Lauf! Lauf!

Beim Laufen sind dein Großhirn und dein Kleinhirn vollauf mit der Koordination dieser Bewegung beschäftigt und es wird Endorphin produziert – keine Chance für Sorgen und Grübeln. Körperliche, lustvolle Vorwärtsbewegungen machen zuversichtlich und ermutigen dich.

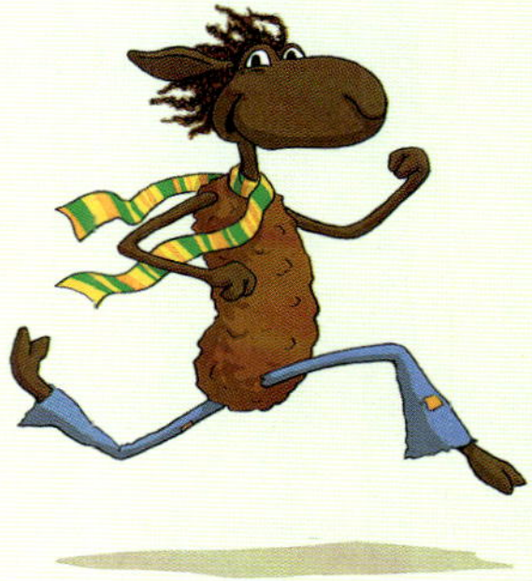

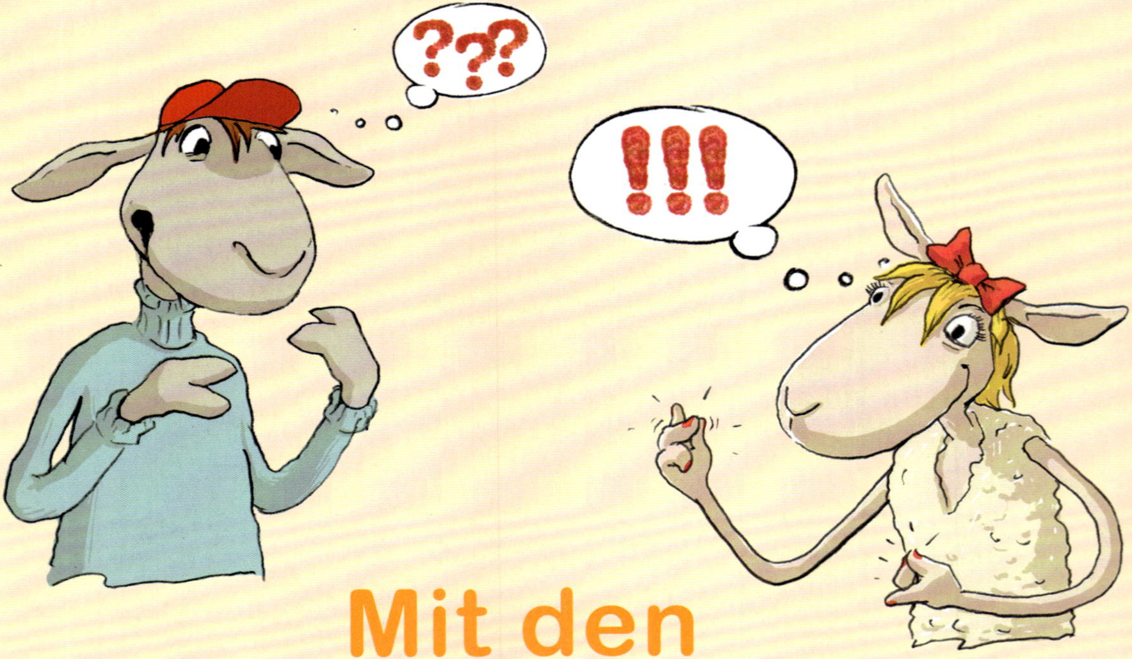

Mit den Fingern schnippen

Mit den Fingern schnippen

Schnippe der Reihe nach mit deinen Fingern:
Der Daumen schnippt mit dem Zeigefinger, mit dem Mittelfinger, mit dem Ringfinger, mit dem kleinen Finger.
Erst Schnippen mit der rechten Hand, dann mit der linken Hand.
Alle Finger kommen dran.
Und dann abwechselnd: rechter Daumen mit rechtem Zeigefinger, linker Daumen mit linkem Zeigefinger, rechter Daumen mit rechtem Mittelfinger, linker Daumen mit linkem Mittelfinger …

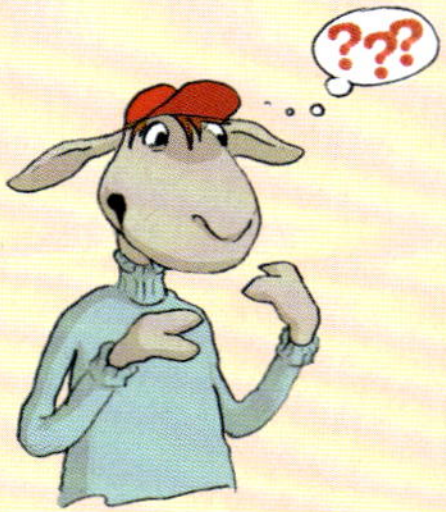

Wenn du deine Hände bewegst, werden andere Bereiche im Gehirn, in denen vielleicht gerade das Stressprogramm abgespielt werden soll, vergessen. Durch den Wechsel zwischen rechts und links kommt es zu einem zusätzlichen positiven Effekt: bilaterales Stimulieren. Spielerisches Ablenken hilft beim Durchhalten schwieriger Momente (nicht nur beim Zahnarzt).

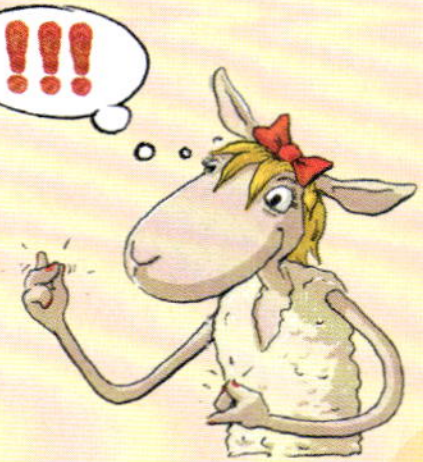

Fliegen

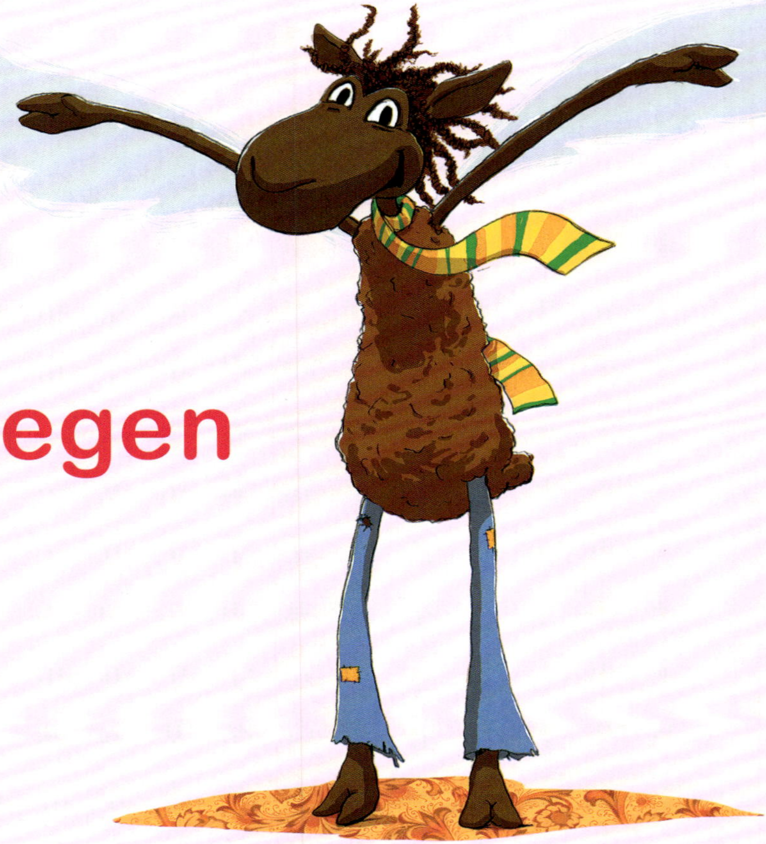

Fliegen

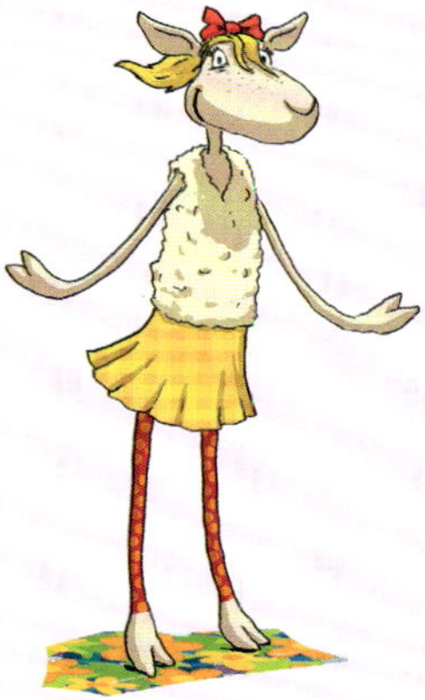

Flieg mal wieder.
Nicht mit dem Flugzeug. Sondern mit deinen Armen, mit deinem Körper. So wie ein Vogel.
Beide Arme gleichzeitig seitlich hochheben, mindestens bis zu den Schultern.
Dann senken sie sich wieder gleichzeitig.
Nun fliege mit langsamem Flügelschlag – wie ein Adler hoch in den Lüften.
Synchronisiere deinen Atem mit deinen Armbewegungen.
Fliege ein paar Runden.

Die Dehnung des Brustkorbs, die Aufwärtsbewegung und der Rhythmus der großen Armbewegung erzeugen zusammen mit der Vorstellung des Fliegens ein Gefühl von Unbeschwertheit in den emotionalen Bereichen deines Gehirns. Fliegen macht ein bisschen übermütig in einem guten Sinn.

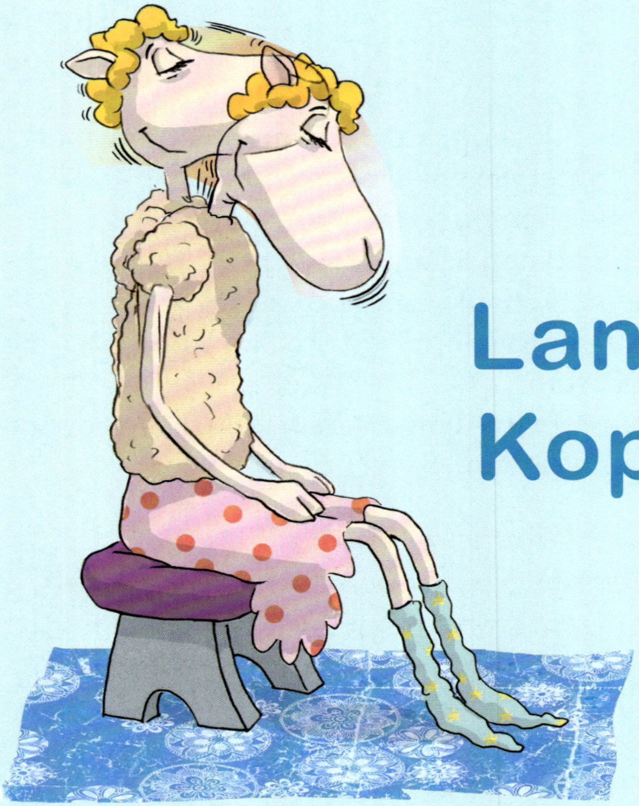

Langsames Kopfnicken

Langsames Kopfnicken

Bewege den Kopf langsam abwechselnd auf- und abwärts.
Die Halswirbelsäule darf dabei auch mitmachen:
sich nach vorne neigen und sich dann wieder leicht aufrichten.
Bei der Abwärtsbewegung: langsam ausatmen.
Halte kurz inne. Lass dir Zeit.
Bei der Aufwärtsbewegung: langsam einatmen.
Und noch einmal.
Schließe dabei die Augen. Das verstärkt den Ruheeffekt.
Und den Genuss.
Ganz wichtig: laaangsam.

Durch die langsame Kopfbewegung, das bewusste ruhige Atmen und das Schließen der Augen erzeugst du einen Ruherhythmus, der von allen Gehirnbereichen registriert wird. Die Übung verhilft dir zu Gleichmut und Gelassenheit und vielleicht sogar zu einem kleinen Nickerchen zum Energieauftanken.

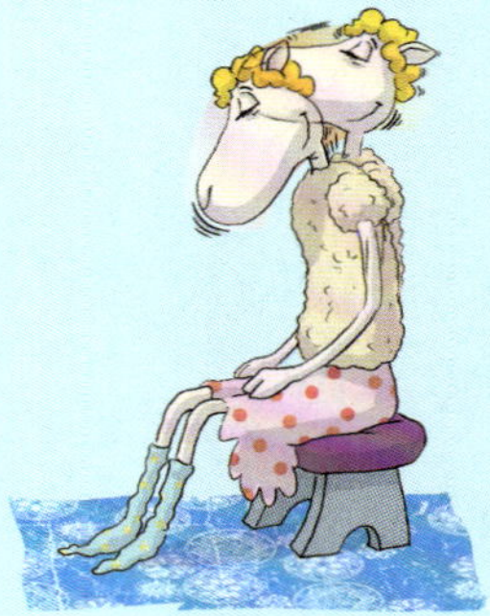

Nickerchen

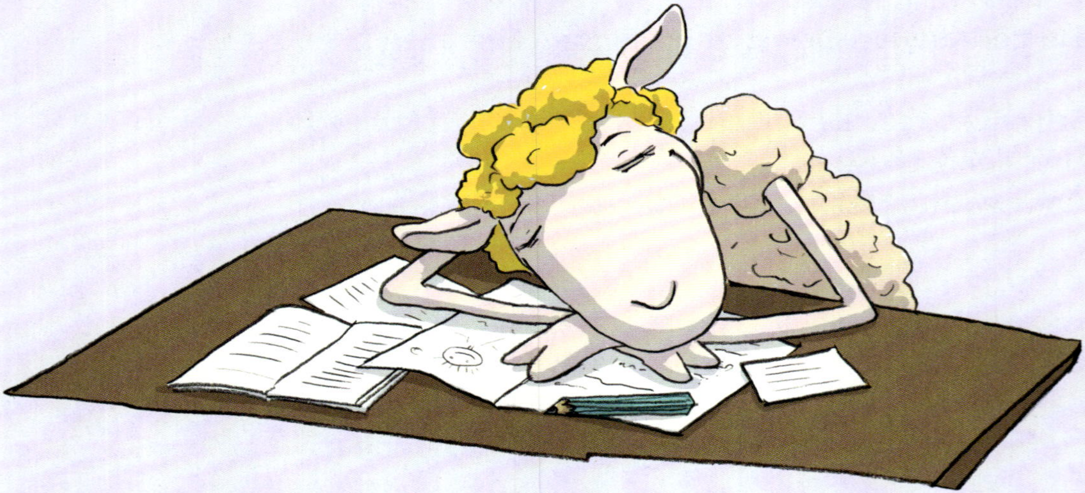

Nickerchen

Gönne dir ein Nickerchen – ein Mini-Schläfchen.
In der Mittagspause. Im Bus. In der Bahn. Am Flughafen.
Statt einer unwichtigen SMS oder nervigem Telefongeschnatter.
Ein Mini-Schläfchen geht immer. Ein 10-Minuten-Nickerchen.
Danach sieht die Welt wieder ganz anders aus.
Und du fühlst dich wie neugeboren.

Ein kleiner Zwischendurch-Schlaf hilft dir beim Überwinden eines Tiefs in deiner biologischen Tagesleistungskurve, macht dich fröhlicher und freundlicher, regeneriert dein angestrengtes Großhirn, steigert dadurch deine Leistungsfähigkeit, senkt das Herzinfarktrisiko, verbessert deine Merkfähigkeit sowie deine Gedächtnisleistung und lässt dich nachts besser schlafen.

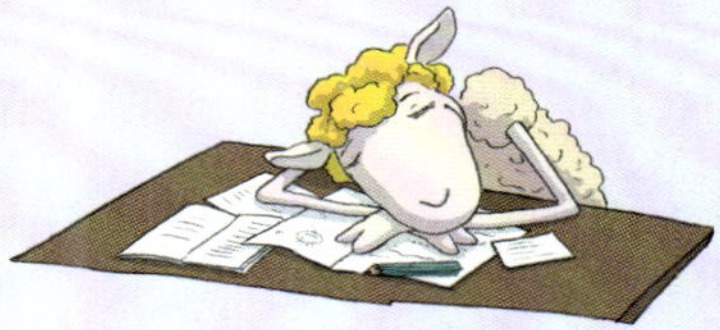

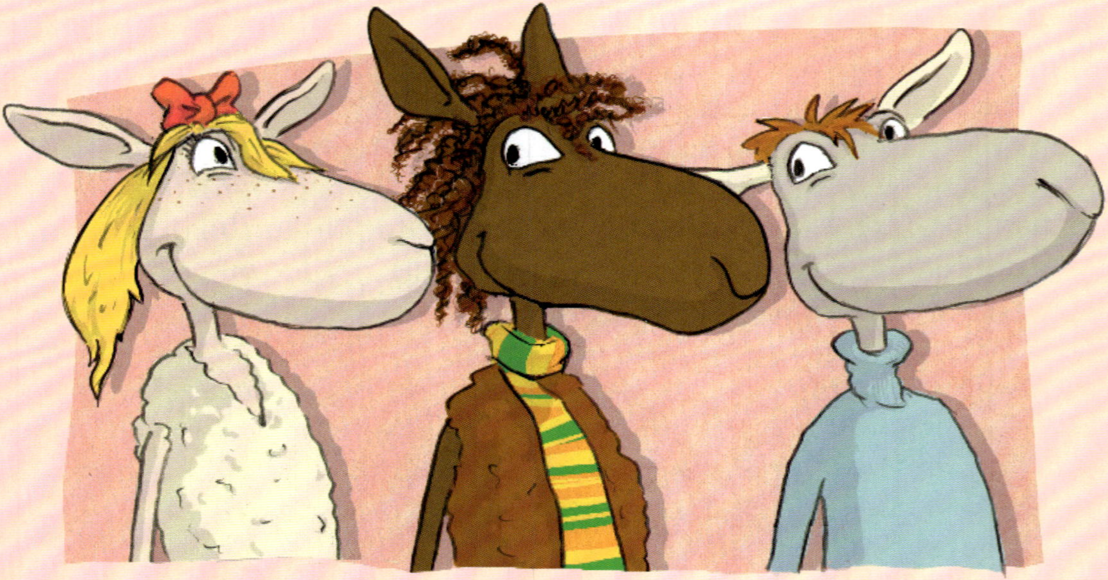

Lächeln

Lächeln

Mundwinkel ein wenig nach außen.
Und dann eine schöne kleine Aufwärtsbewegung.
Bis zu den Augenwinkeln.
Denn auch die Augen lächeln gerne mit.
Mit Lächeln solltest du morgens beginnen:
Lächle dich im Spiegel an.
Und bevor du deine Wohnung verlässt:
Lächle noch mal!
Und wenn dir ein Vogel, ein Baum, ein Mensch begegnet: Lächle.
Übrigens: Lächeln ist ansteckend.

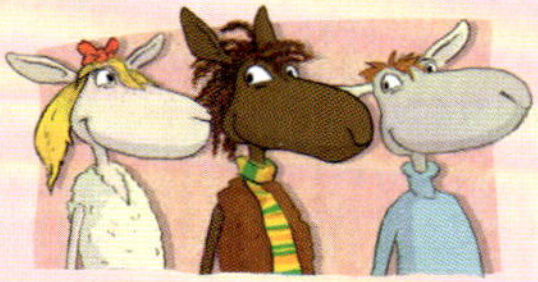

Die Muskelbewegungen ebenso wie dein lächelndes Gesicht im Spiegel werden im Gehirn sofort positiv bewertet und erzeugen dadurch stimmungsaufhellende Neurotransmitter.
Je öfter du dir zuliebe (innerlich) vor dich hinlächelst, desto mehr entwickelst du heiteren Gleichmut – eine wichtige Stressprävention.

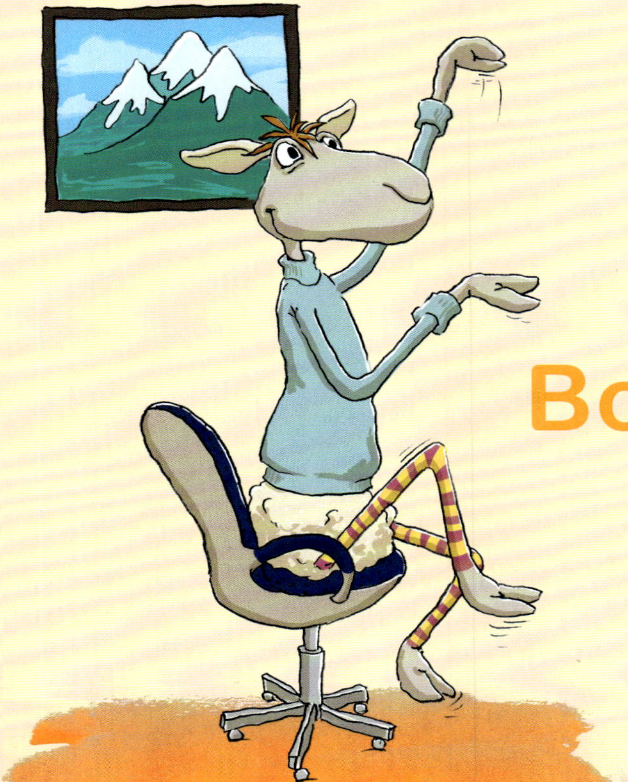

Bouldern

Bouldern

Das geht auch ohne Kletterhalle.
Stell dir dein aktuelles Problem als Berg vor.
Und nun fang an zu klettern.
Hoch die Arme, greif dir einen Vorsprung.
Zieh dich hoch, rechts und links im Wechsel.
Mit den Beinen schiebst du nach.
Und für die Füße suchst du dir einen guten Halt.
Auf geht's! Fünf Meter Höhe in 30 Sekunden gehen locker.
Richte dich ein wenig auf – so lange, bis du einen guten Überblick hast. Hurra!

Beim Bouldern sind viele Muskeln, Gehirnfunktionen und Neuronen aktiv. Nicht nur deine Wirbelsäule und deine Gelenke werden mechanisch gedehnt. Es kommt auch zu einem emotionalen Stretching-Effekt: Du bist auch mental wieder besser drauf. Und: Jede körperliche Aufwärtsbewegung führt zu gefühlsmäßiger Zuversicht.

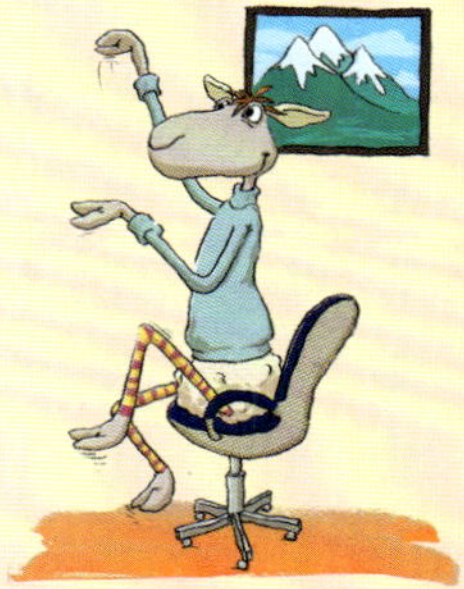

Rückwärtsgang – Seitwärtsgang

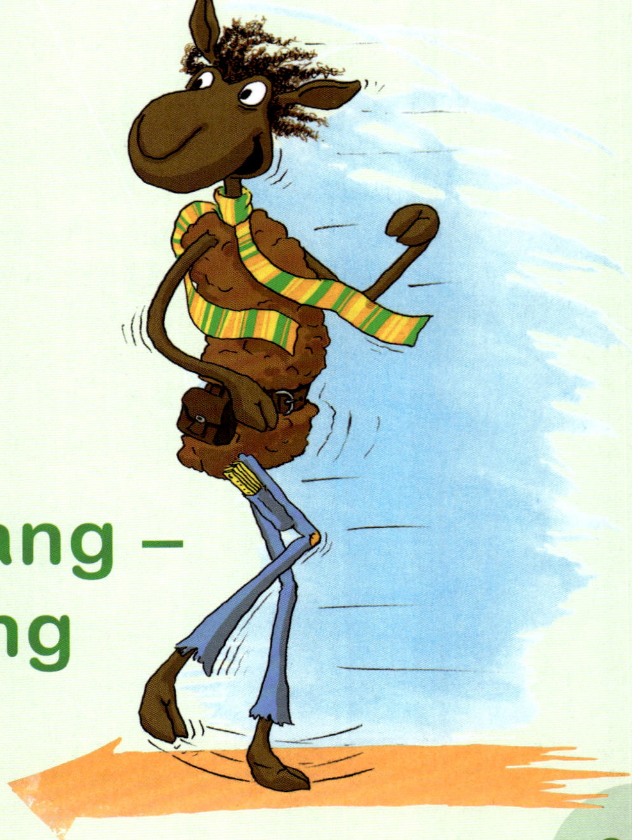

Rückwärtsgang – Seitwärtsgang

Gehe einfach mal rückwärts.
Vom Schreibtisch zum Fenster: rückwärts.
Vom Arbeitsplatz zur Tür: rückwärts.
Und vom Fenster zum Schreibtisch: seitwärts.
Und von der Tür zum Arbeitsplatz: seitwärts.
Du könntest auch mal einen kleinen Spaziergang rückwärts machen.
Mit ein wenig Übung kannst du sogar einen kleinen Rückwärts-Sprint machen.
Nimm dir ein Beispiel an kinderleichtem Spaß: Geh rückwärts!

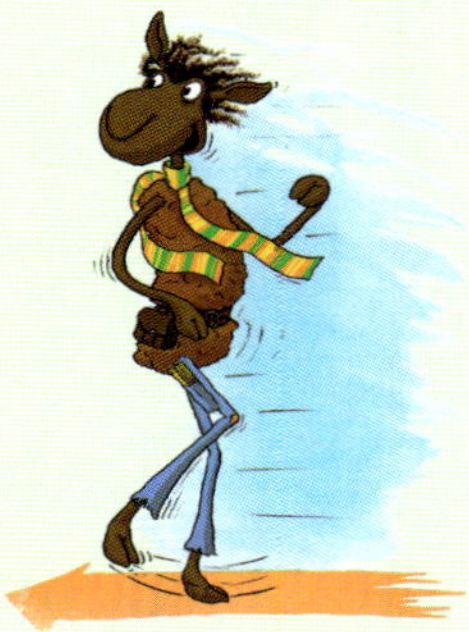

Rückwärtsgang (und auch Seitwärtsgang) ist für die motorischen Areale des Großhirns eine interessante und amüsante Abwechslung. Diese Spaßbewegungen erzeugen Neurotransmitter, die deine Stimmung verbessern.
Trau dich mal raus aus dem Alltagstrott!

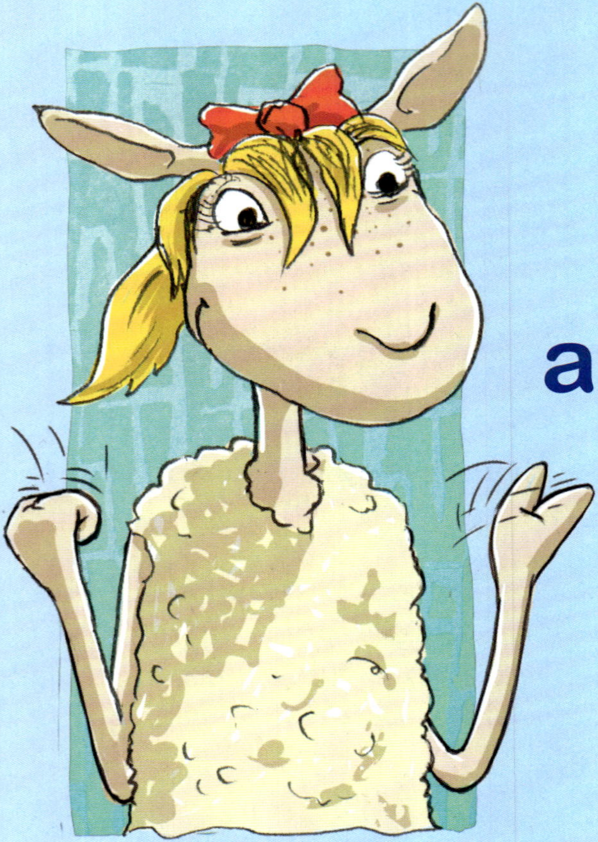

Hände auf und zu

Hände auf und zu

Einfach deine Hände öffnen und schließen.
Hände auf. Hände zu.
Finger strecken. Finger beugen.
Und weil es so einfach ist: mal rechts, mal links.
Immer schön im Wechsel.
Damit bringst du die Durchblutung in deinen Fingern in Schwung.
Und auch die Durchblutung in deinen Armen.
Und in deinem Gehirn.
Kinderleicht und super wirkungsvoll!

Handbewegungen führen in deinem Gehirn zur wichtigen Erkenntnis, handlungsfähig zu sein und alles – spielerisch – im Griff zu haben. Solche Erkenntnisse helfen gegen Ohnmachtsgefühle, Niedergeschlagenheit, Mutlosigkeit und andere negative Gefühle. Und der Rechts-links-Wechsel-rhythmus ist ein zusätzlicher Verstärker.

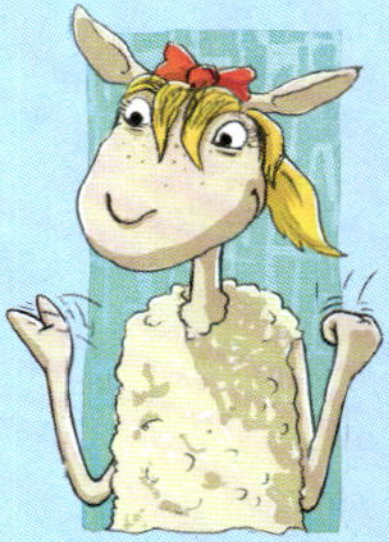

Summen

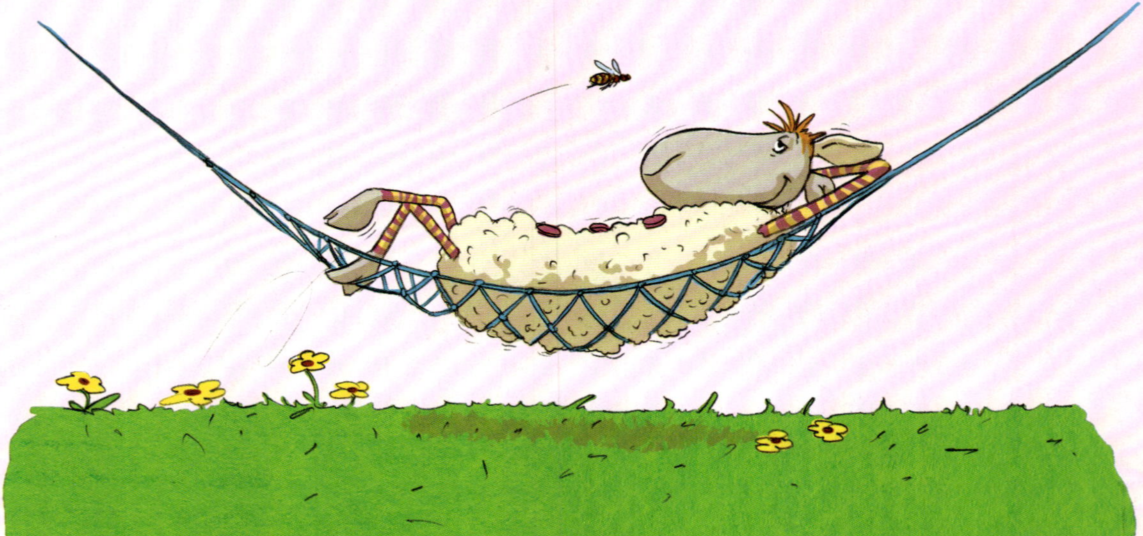

Summen

Summen geht immer.
Du kannst bei jeder Gelegenheit summen – morgens beim Aufstehen, beim Autofahren, beim Kochen, unter der Dusche.
Mmmhhh, mmmhhh, mmmhhh …
Du kannst dein Lieblingslied summen.
Summe so weich und intensiv, dass sich der Ton in deinem ganzen Körper ausbreitet und alles wohlig vibriert.

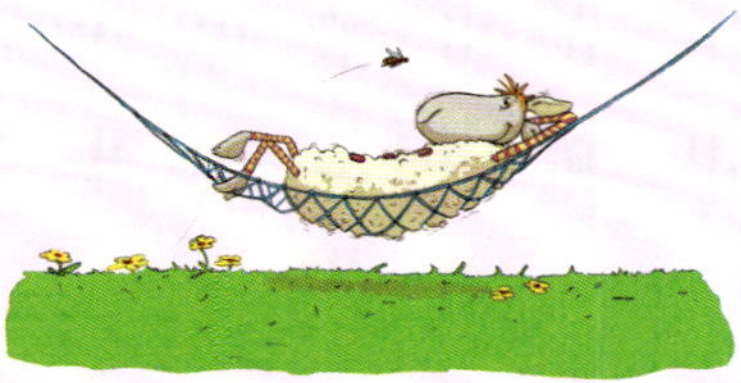

Die feinen Vibrationen beim Summen werden besonders über die Nervenbahnen des Nervus vagus weitergeleitet in dein Gehirn. Blutdruck und Herzfrequenz beruhigen sich, vermehrte Endorphinproduktion gibt Auftrieb und Zuversicht, und Stresshormone werden reduziert.

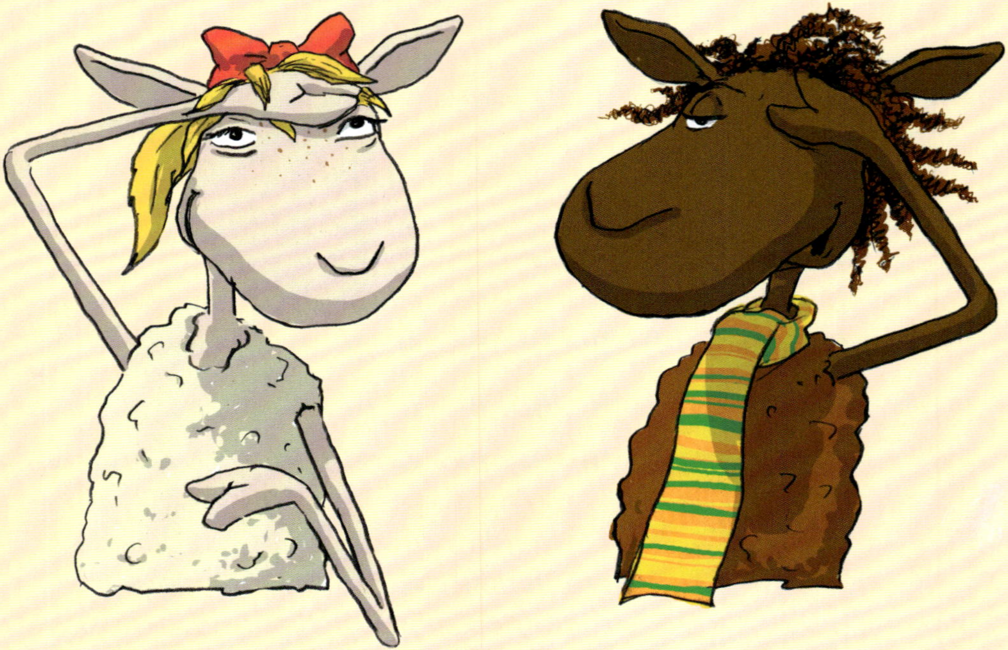

Stirnmassage

Stirnmassage

Streiche horizontal mit der rechten oder linken Hand über deine Stirn.
Oder abwechselnd mit beiden Händen, mal mit der rechten,
mal mit der linken Hand.
Ganz rechts von der Schläfe über die Stirn bis ganz links zur Schläfe.
Und wieder zurück.
Entspannt zurückgelehnt oder im Liegen. Oder im Stehen.
Mindestens zwei Minuten. Und gern mehrfach am Tag.

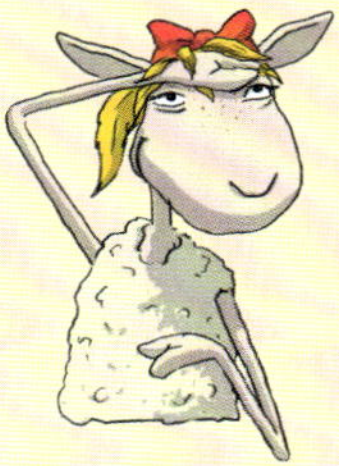

Wenn du deine Stirn freundlich und ruhig berührst und über sie streichst, wird dies von den Nervenzellen der Haut registriert und weitergeleitet zu sinnesverarbeitenden Zentren im Gehirn. Dabei wird (unter anderem) die Produktion von Oxytocin angeregt. Dieses Hormon senkt zum Beispiel den Blutdruck und das Stresshormon Cortisol. Stirnmassage reduziert Grübeleien, Ängste und Ärger.

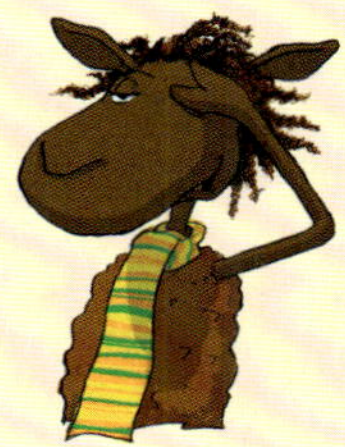

Die Arme ausbreiten

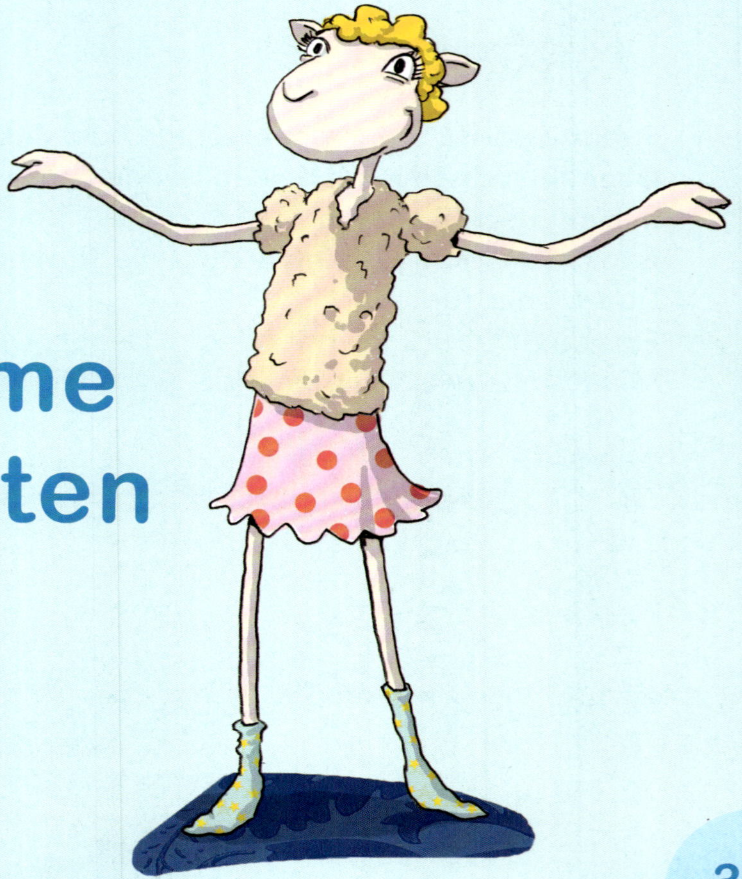

Die Arme ausbreiten

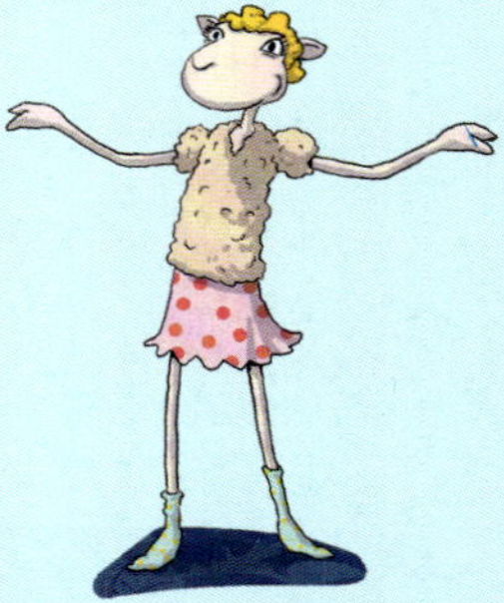

Im Stehen, Sitzen oder Liegen: Breite deine Arme aus und begrüße deine Lebenskraft.
Atme dabei ruhig und tief ein.
Schließe beim Ausatmen deine Arme und lege deine Hände sacht auf deinen Brustkorb.
Stell dir vor, wie du eine Welt aus Ruhe und Gelassenheit mit offenen Armen empfängst, umarmst und glücklich an dich drückst.
Und noch einmal: Atme ein und breite dabei langsam deine Arme aus.
Atme aus und schließe dabei langsam deine Arme und Augen.
Genieße diese Bewegung mindestens dreimal.

Dein Bewegungszentrum (Großhirn) und dein Atemzentrum (Hirnstamm) werden durch diese Geste aktiviert und angenehm rhythmisiert. Der Berührungsreiz deiner Hände auf deinem Brustkorb gibt ein zusätzliches Gefühl von Harmonie und emotionaler Wärme – wichtige Faktoren für Lebensbewältigung.

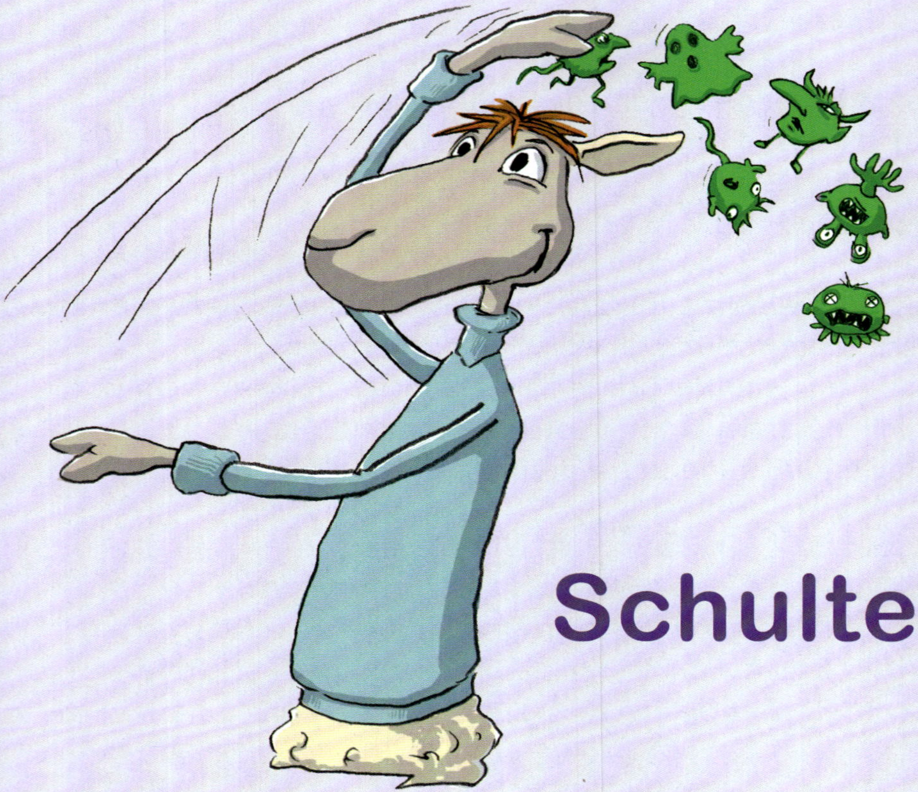

Schulterwurf

Schulterwurf

Strecke beide Arme leicht nach vorne aus, Handflächen nach oben. Und jetzt bewege die Arme abwechselnd mit Schwung von vorne nach oben und nach hinten.
Über die Schulter. Schwupps!
Rechts und links im Wechsel.
Und rechts. Schwupps!
Und links. Schwupps!
Schulterwurf!
Lass den Stress hinter dir!
Lass den Ärger hinter dir!
Schwupps, über die Schulter!

Eine wirksame Aufwärts- und Ist-mir-doch-egal-Geste im Rechts-links-Muster (bilaterale Stimulation). Schulterwurf ist auch ziemlich wirksam gegen Selbstoptimierungswahn und Verzagtheit.

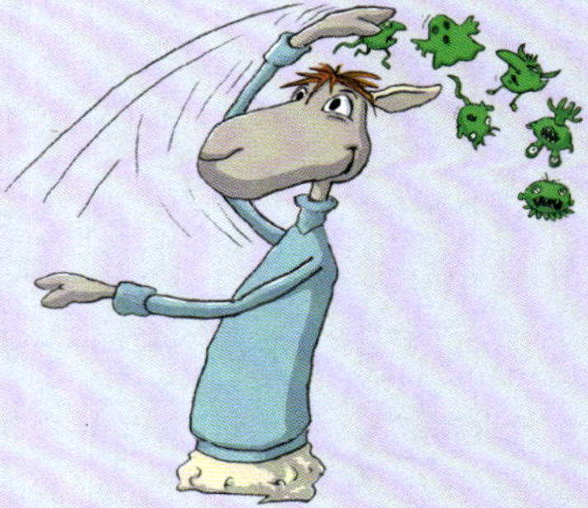

Virtuell rauchen

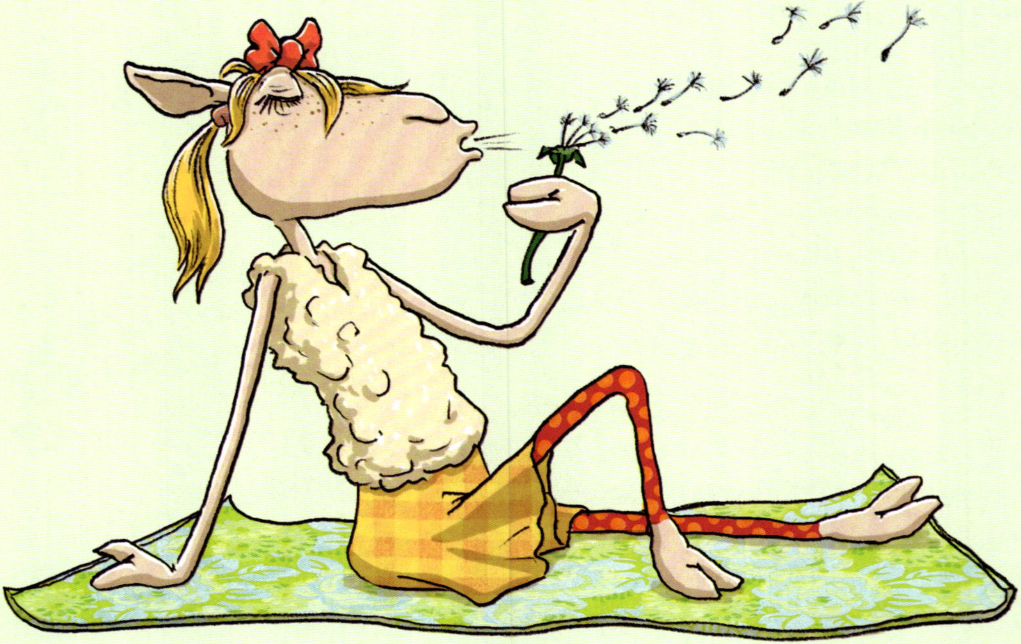

Virtuell rauchen

Eine kleine Zigarettenpause – aber nur virtuell.
Imaginär. So tun als ob.
Lehne dich zurück.
Deine Lippen umschließen langsam die imaginäre Zigarette.
Nimm einen langsamen Zug aus der Gedanken-Zigarette.
Puste zart und genussvoll aus.
Schau den Rauchwölkchen nach.
Langsames Einatmen. Langsames Ausatmen.
Saubere Sauerstoffzufuhr für dein Gehirn.

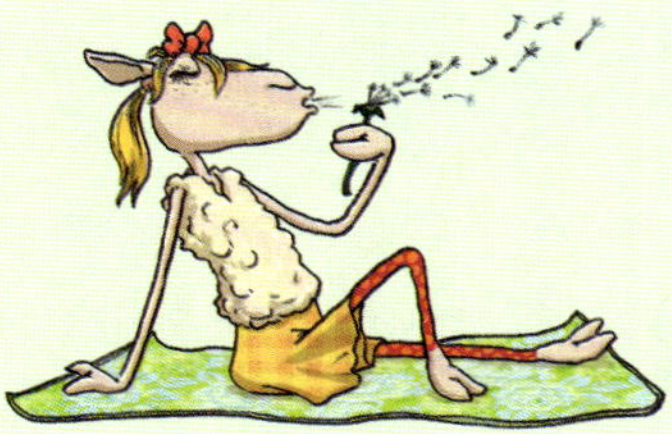

Achtsames Atmen – in Kombination mit langsamen Bewegungen von Gesichtsmuskeln und Händen – bewirkt in deinem Gehirn eine Haltung der Abgeklärtheit und Ruhe. Meditation kann sooo einfach sein – ganz ohne Schadstoffe!

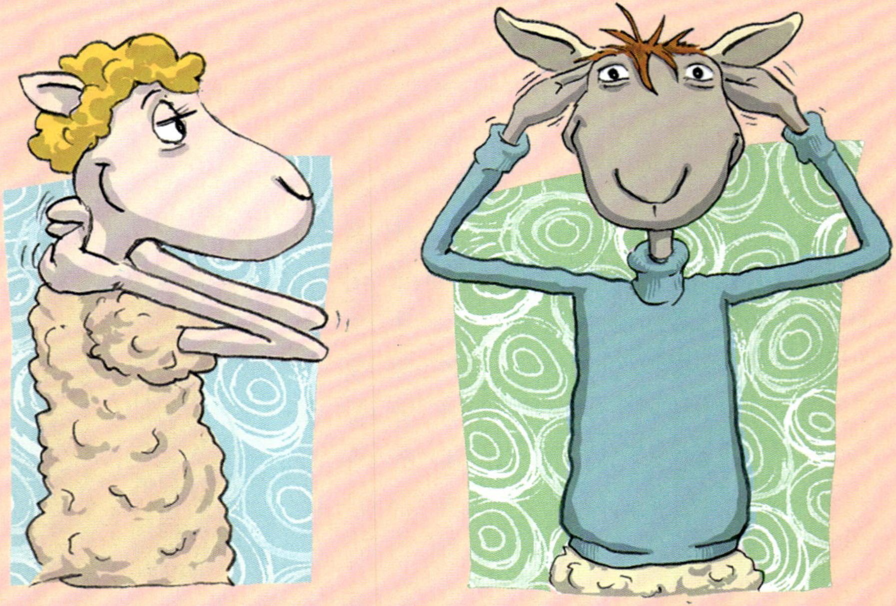

Nacken und Schläfen streicheln

Nacken und Schläfen streicheln

Eine feine Sache: deinen Nacken und deine Schläfen streicheln.
Ganz zart.
Mit feinen, kreisenden Bewegungen.
Mit feinen Streichbewegungen. Mit den Fingerspitzen.
Mmmhh!
Streichle deinen Nacken und deine Schläfen mit Fingerspitzengefühl.
Und auch mal rechts und links im Wechsel.
Bilaterales Stimulieren. Mmmhh!

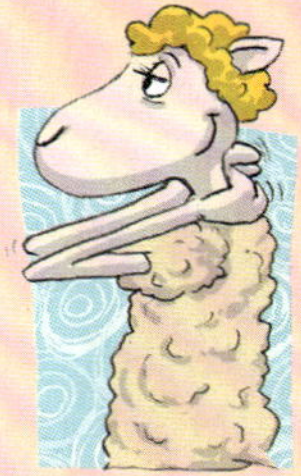

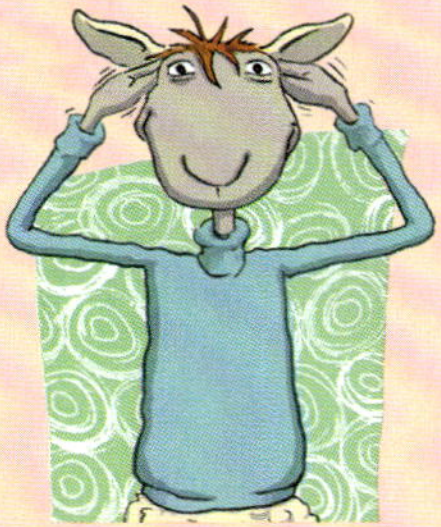

Beim achtsamen Streicheln von Nacken und Schläfen stimulierst du mehrere Nerven in diesem Bereich, die diese freundliche Information zum Gehirn weiterleiten. Die entstehenden Neurotransmitter wirken antidepressiv und schmerzlindernd. Sanftmut sich selbst gegenüber kann destruktive Selbstkritik zum Schweigen bringen. Ein paar Streicheleinheiten sind auch gut gegen Gefühle von Verlassenheit.

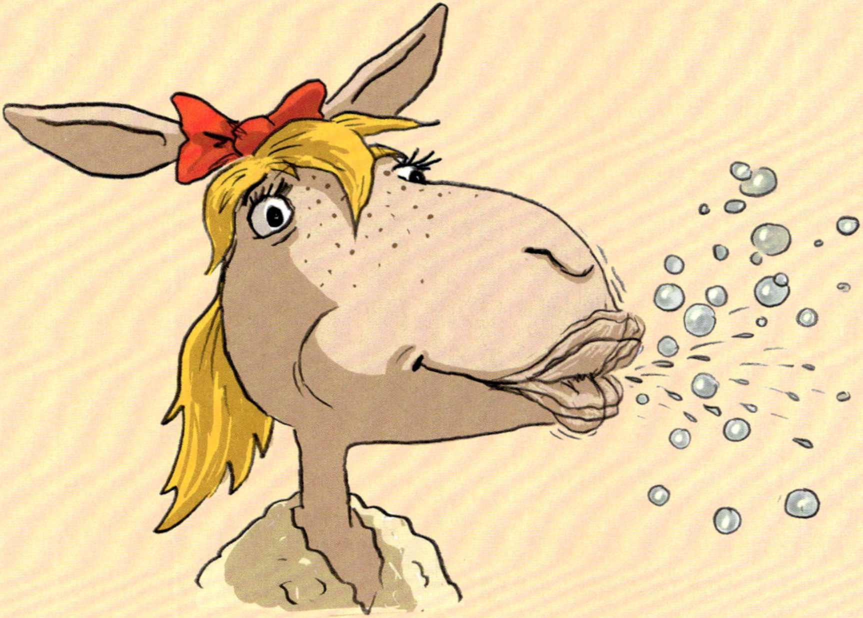

Abschnauben

Abschnauben

Probier das mal: schnauben.
Lass dazu die Lippen und die Kiefer etwas locker.
Dann lass deine Ausatemluft herausblubbern:
Bbbbb-bbb-rrrrr!
Pferde lassen damit Spannung ab.
Das kannst du auch: kräftig schnauben, um Spannung abzulassen.
Statt Nervosität und Herzklopfen: schnauben!
Im Auto, am Schreibtisch vor einem Telefonat, auf den Weg
zu einer Besprechung – abschnauben geht immer.
Mal kurz: bbrr, bbrr!
Mal lang: Bbbbb-bbb-rrrr!

Die muskuläre Lockerung in deinem Gesicht führt über zahlreiche Hirnnervenleitungen zur emotionalen Lockerung in deinem Gehirn. Tschüss, Ängste, Sorgen und Verbissenheit!

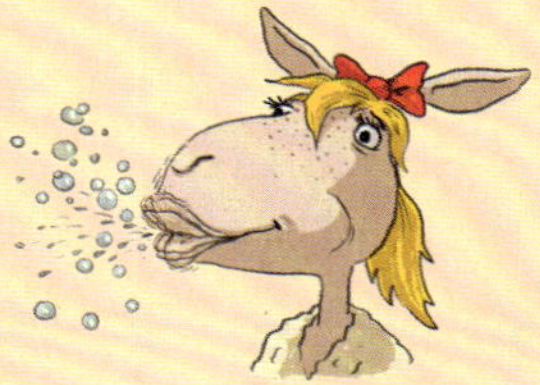

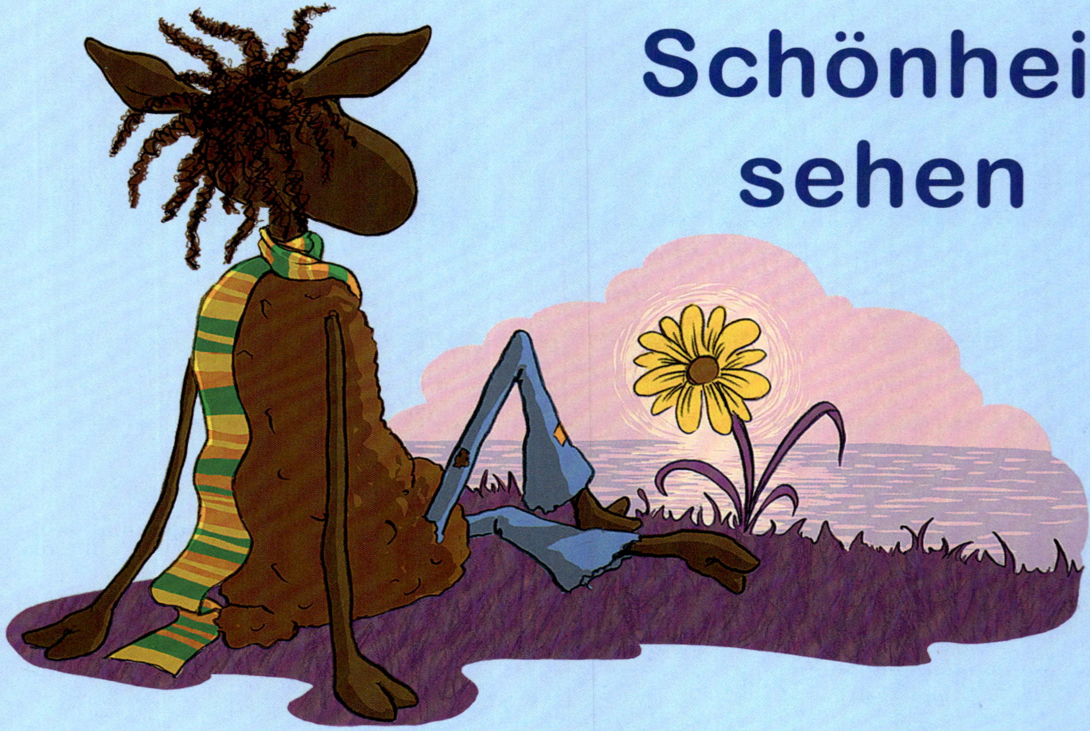

Schönheit sehen

Schönheit sehen

Schönes zu sehen gibt es immer.
Lass deine Augen von rechts nach links wandern,
bis du etwas Schönes siehst.
Schau es an.
Nun lass deine Augen von links nach rechts wandern,
bis du erneut Schönes siehst.
Schau es genau an.
Dann schließ kurz die Augen: Erinnere dich an Einzelheiten.
Wiederhole dies mehrfach.
Sieh das Schöne um dich herum.

Dein Gehirn erfreut sich an Schönheit. Es werden dabei »Glückshormone« gebildet, die stimmungsaufhellend und beruhigend wirken. Das Rechts-links-Blickmuster verstärkt diesen Effekt. Schönheit ist heilend für Körper und Geist!

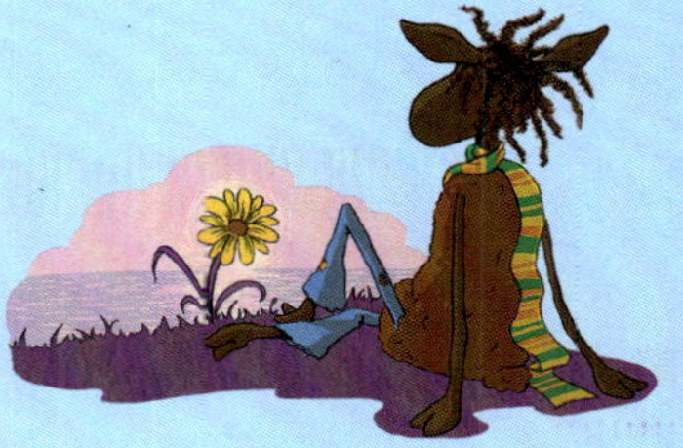

Umarmung

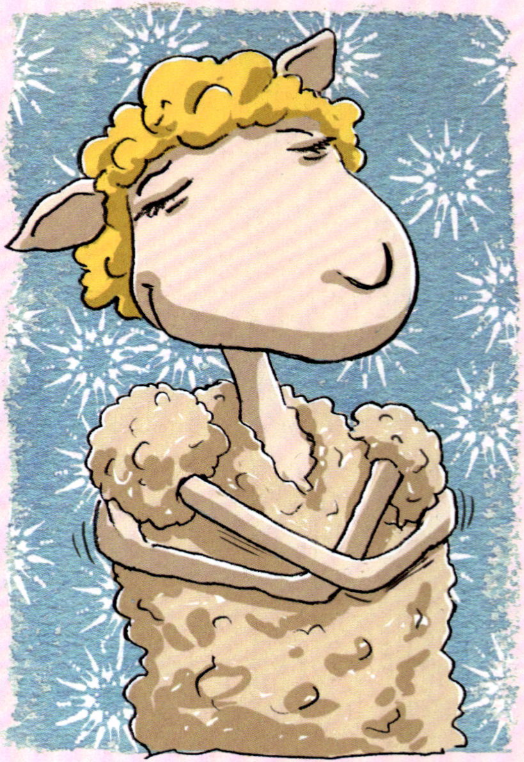

Umarmung

Niemand da, der dich umarmt?
Macht nichts! Diese schöne Geste geht auch allein.
Lege einfach sanft beide Arme um deinen Oberkörper.
Du kannst dich dabei leicht hin- und herwiegen.
Du kannst auch kleine Umarmungen machen:
Umschließe sanft mit deiner rechten Hand dein linkes Handgelenk.
Oder mit beiden Armen deine Knie.
Oder deinen Kopf und Nacken.
Maxi-Umarmungen oder Mini-Umarmungen.
Und: Du kannst natürlich auch einen anderen Menschen mit deiner Umarmung wärmen und beruhigen.

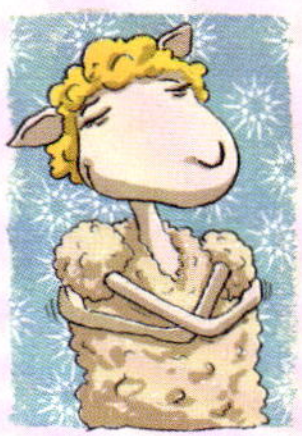

Gute Selbst-Berührungen speziell im Bereich des Nackens, der Brust- und Herzgegend und des Bauchs sind ein starkes Schmerz- und Beruhigungsmittel. Umarmung macht im Gehirn und im Körper ein Gefühl der Geborgenheit. Umarmung gibt Sicherheit, Trost und neue Kraft.

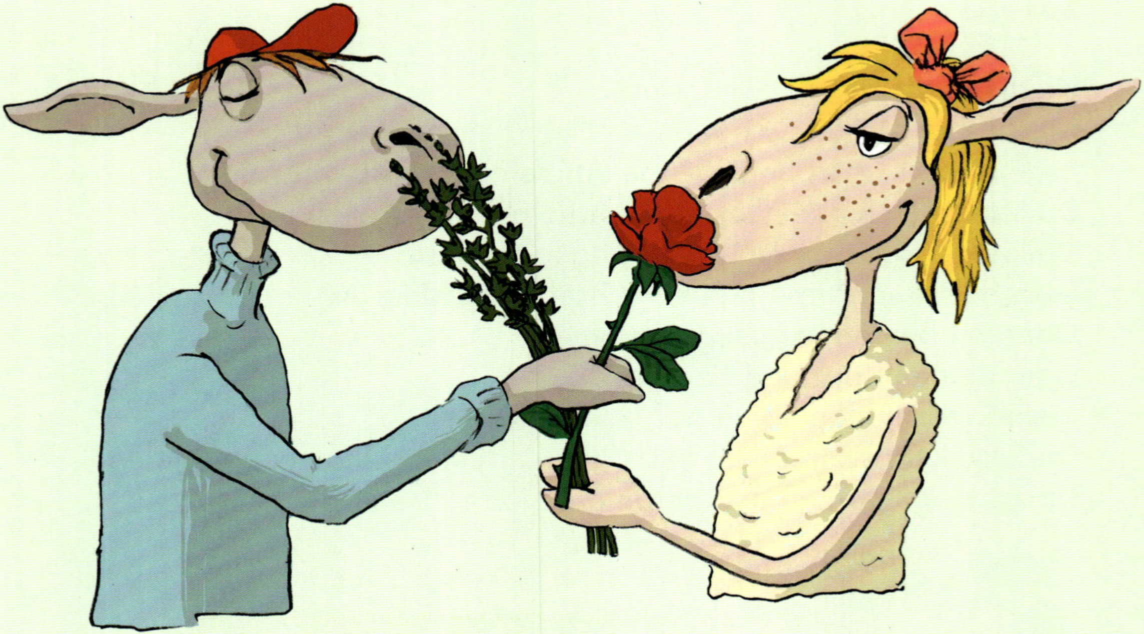

Duft atmen

Duft atmen

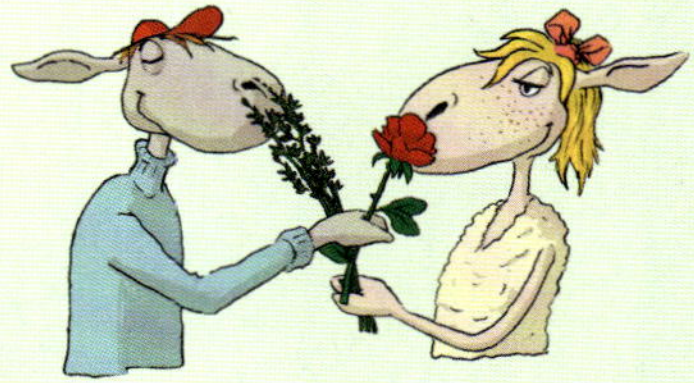

Atme ganz tief den Duft von Lavendel ein.
Oder Rose. Oder … – deinen Lieblingsduft aus der Natur!
Am besten als echtes Duftöl, aber auch nur in Gedanken.
Lass den Duft sacht durch deine Nasenlöcher ziehen und sich ausbreiten.
Bis tief in deine Lungenflügel.
Aber auch über deine Geruchszellen bis in dein Riechzentrum im Gehirn.
Inhaliere den Duft. Mehrfach.
Genussvoll und langsam.

Viele Arten von Naturduft wirken nachweislich beruhigend und angstlösend. Die Duftwirkung zieht über die Riechschleimhaut deiner Nase über viele Schaltkreise in dein Gehirn, besonders auch zum Mandelkern (Amygdala). Wenn du von Mitmenschen und Ärgernissen die Nase voll hast: Zieh dir eine Prise Rosenduft oder sonstigen Naturduft rein.

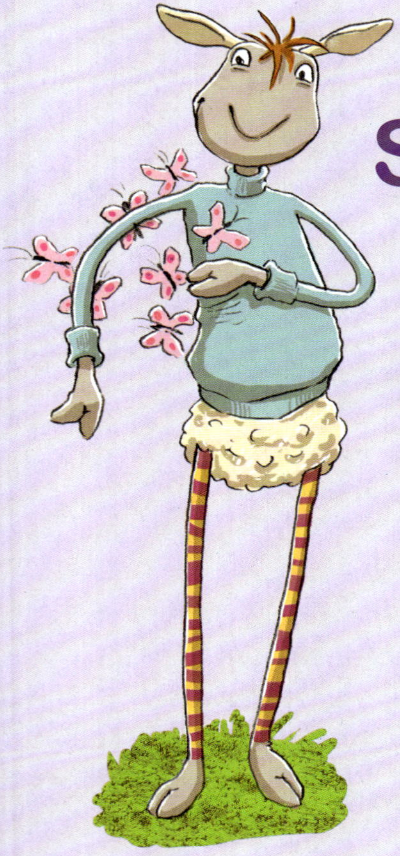

Streicheln und wischen

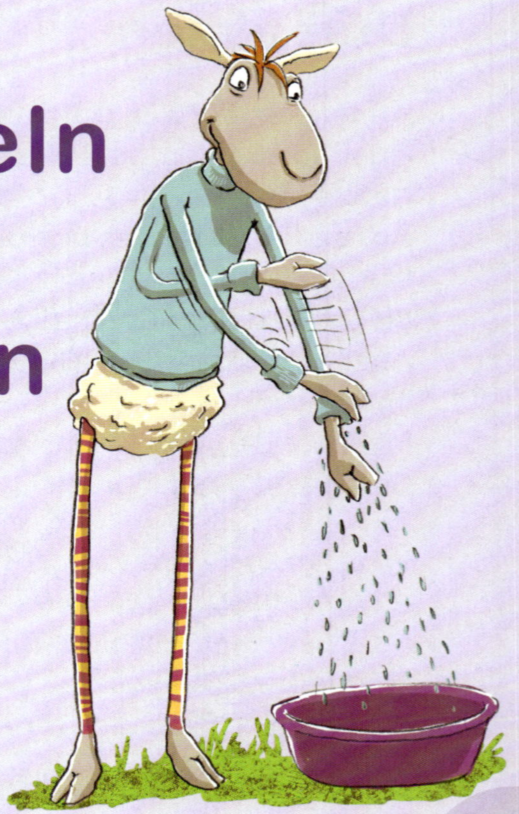

Streicheln und wischen

Das ist sehr hilfreich: zart mit deinen Händen über deinen Körper streichen. Besonders über Bereiche, die unter lebensbiografischen Schmerzen leiden.
Zarte und liebevolle Streicheleinheiten – kleine Selbstgespräche mit dem Körper: Hallo, mein Liebling!
Oder etwas energischer streichen:
Als wolltest du etwas wegwischen oder säubern.
Trauma-Schmutz oder Belastungsbrösel.
Wisch es weg.
Weg von deinem Körper. Reinigung!
Wisch und weg!

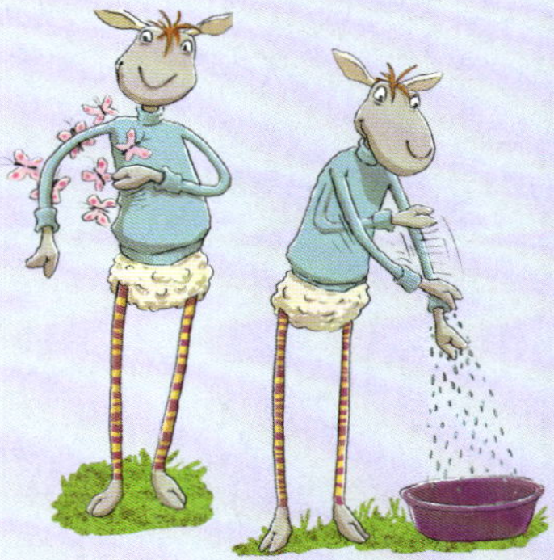

Zartes Heil-Streicheln im Wechsel mit Wisch-weg-Berührung ist wie ein Frühjahrsputz für deinen Körper, deine Gefühle und dein Gehirn. Besonders und gerade bei Belastung, nach Schock und Mutlosigkeit. Streichle über deinen Körper deine Psyche.

Licht an und Augen auf

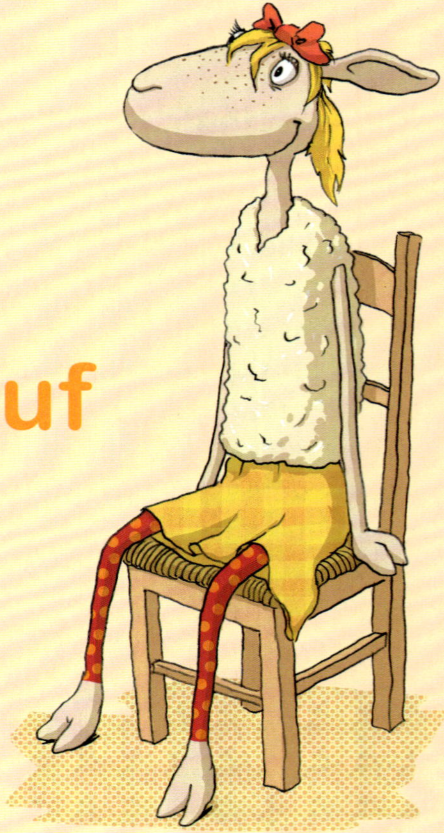

Licht an und Augen auf

Stell dir vor, du hast auf deiner Stirn eine starke Halogenlampe,
die jede Finsternis erhellt.

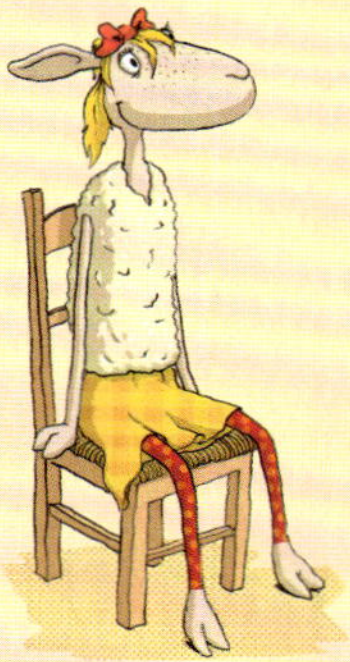

Wende nun deinen Kopf etwas von rechts nach links,
von links nach rechts, wieder von rechts nach links …
Lass deine Augen dabei mitgehen – von rechts nach links,
von links nach rechts …
Du kannst den Lichtkegel noch etwas schärfer einstellen.
Und wieder bewegt sich dein Kopf hin und her,
deine Augen gehen mit und schauen genau und
aufmerksam (EMDR-Effekt).
Jetzt wird es ganz hell. Du siehst klar.

Wenn du deine Augen aktivierst, aktivierst du auch deinen Sehnerv für das, was um dich herum ist – gut für die Entwicklung neuer Sichtweisen. Durch das aktive Schauen und das Hin-und-Herwandern der Augen beruhigst du dich und sorgst im Gehirn für Ordnung und Durchblick. Und die langsame Rechts-links-Bewegung von Kopf und Halswirbelsäule verstärkt den mentalen Erleuchtungseffekt.

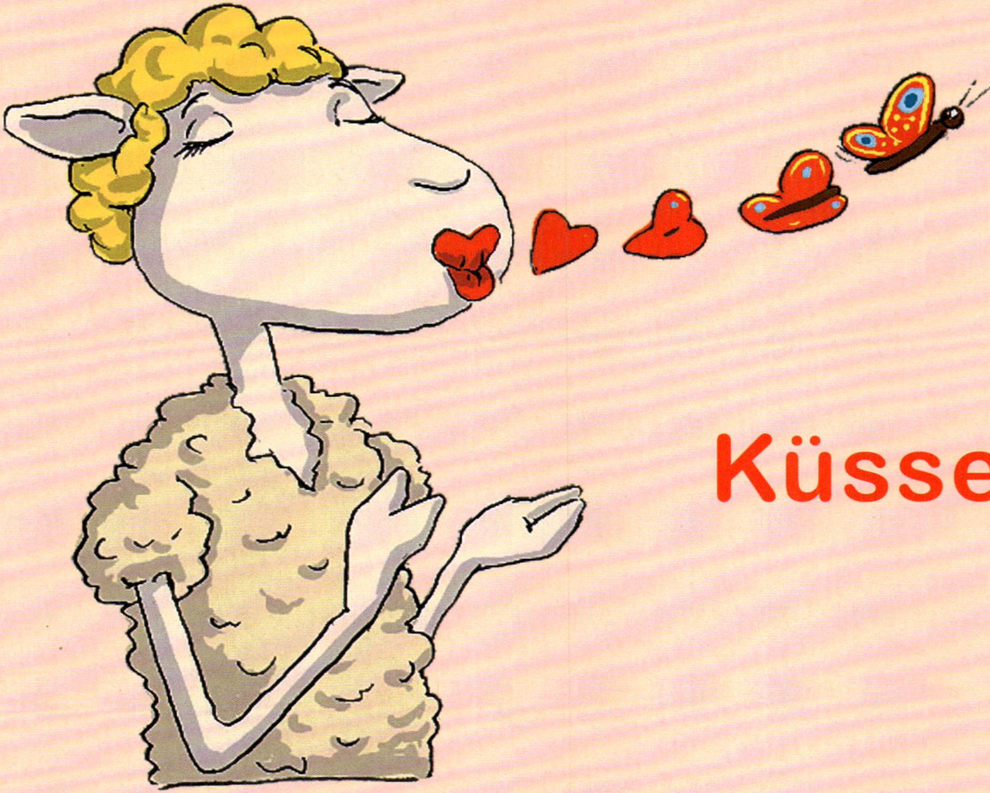

Küssen

Küssen

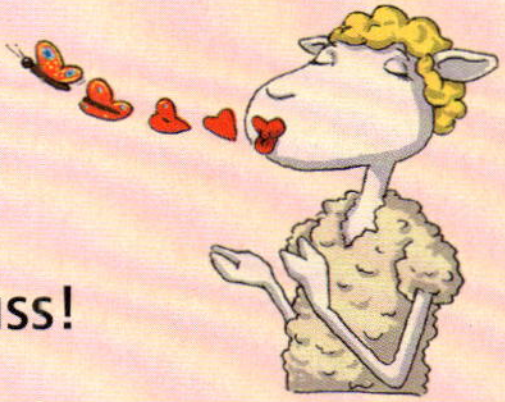

Heute schon geküsst?
Spitz die Lippen und öffne sie mit sanftem Schwung: Kuss!
Mach dabei ein kleines, freundliches Geräusch: Kuss!
Einfach mal so in die Luft.
Jetzt auf deinen Handrücken: Handkuss – Ehrerbietung.
Auf deinen Unterarm: Freundlichkeit und Trost.
In den Spiegel: liebevolle Begrüßung mit einem Küsschen.
Besonders morgens, statt sich unzufrieden anzustarren.
Und tagsüber, falls du vielen unfreundlichen Menschen begegnet bist.
Ein kleiner oder auch mal ein dicker Kuss!
Für dich. Oder für deinen Schatz.

Liebevolle Küsse sind eine besondere Form der Berührung und stärken das Herz und das Immunsystem. Je nach Intensität werden dabei zahlreiche Hormone gebildet, der Herzschlag beschleunigt sich, der Blutdruck steigt etwas – und alles in gesunder Dosierung. Küssen lockert Ärger-Verspannung im Gesicht und stärkt deine gute Laune und deinen Optimismus.

Sich hin- und herwiegen

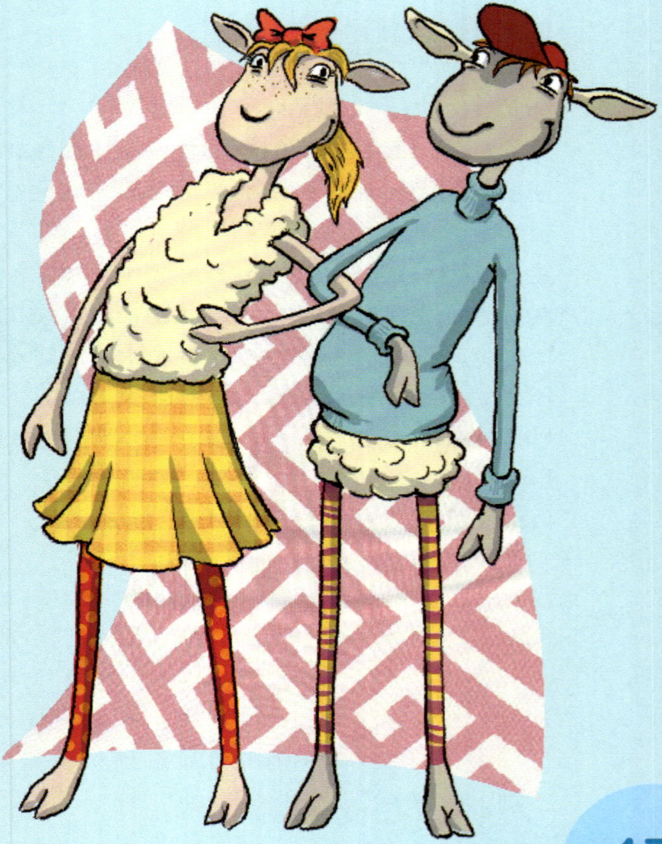

Sich hin- und herwiegen

Stell dich breitbeinig hin.
Wiege dich langsam und genüsslich hin und her.
Wie eine Glocke.
Im Sitzen geht das auch.
Auf einem Stuhl oder auf einem großen Ball.
Wiege dich langsam ein bisschen hin und her, von rechts nach links und von links nach rechts. Allein oder zu zweit.
Oder wenigstens in Gedanken – auch das wirkt.

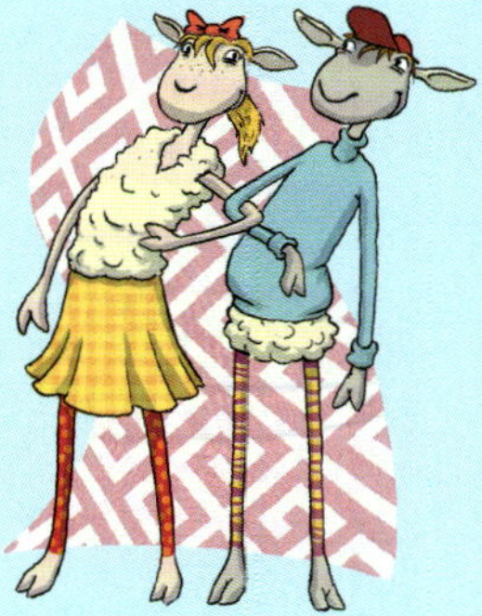

Der langsame Rechts-links-Wiegerhythmus ist so alt wie die Menschheit. Das Bewegungsmuster wird in deinem Gehirn mit beruhigenden Neurotransmittern belohnt: »Das wird schon wieder, alles gut.«

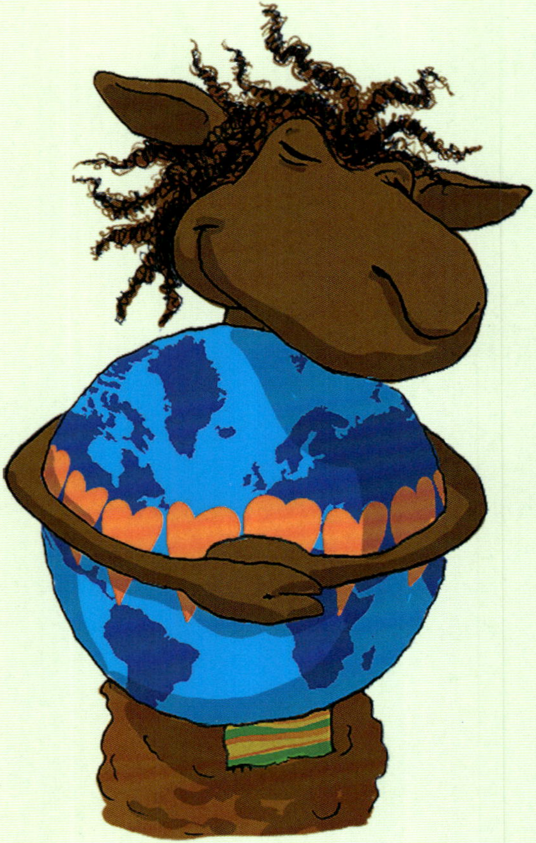

Die Welt umarmen

Die Welt umarmen

Atme tief ein und breite dabei deine Arme aus.
Atme nun langsam aus und schließe deine Arme dabei zu einem schönen Kreis. So, als würdest du die große Weltkugel umarmen.
Und gleich noch einmal: Atme tief ein. Aaaaah.
Öffne dabei deine Arme weit.
Und nun schließe deine Arme wieder.
Atme saaaanft und laaaange aus.
Deine Arme formen dabei ein schönes Rund.
Diese Übung kannst du im Stehen, im Sitzen und auch im Liegen machen – also immer, wenn du Ruhe und Harmonie brauchst.
Als Abschluss kannst du dann noch dich umarmen.

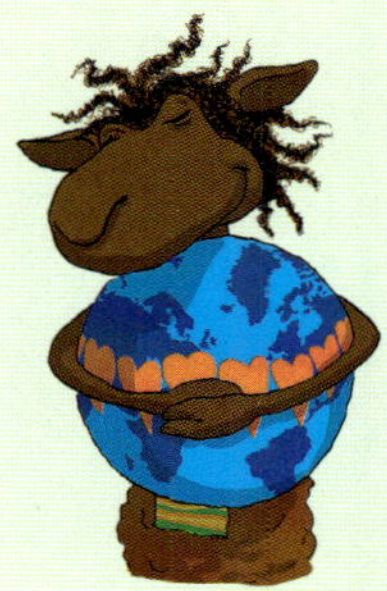

Umarmen ist eine Rundum-Bewegung, mit der du über Nervenleitungen deinem Gehirn und deinen Gefühlen viel Freude machst. Die dabei produzierten Hormone geben dir das Gefühl, ein wertvoller Teil in einer guten Welt zu sein. Wenn du die Welt umarmst, umarmst du dabei dich selbst.

Gute Erinnerungen sammeln

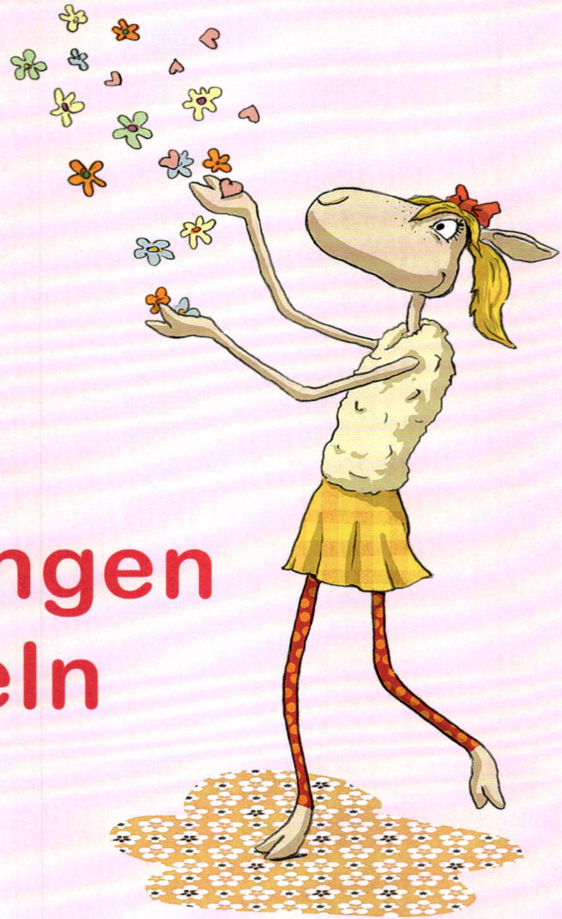

Gute Erinnerungen sammeln

Was hast du alles Schönes erlebt?
Welche guten Begegnungen hattest du?
Wer war nett zu dir?
Irgendeine Kleinigkeit gibt es immer.
Wann musstest du besonders herzlich lachen?
Heute? Gestern? Vor einer Woche? Vor einem Monat? Vor einem Jahr?
Sammle diese Erinnerungen.
Auf kleinen Zetteln in einer schönen Dose.
Als bunte Steine in einer Vase. In einem Glückstagebuch.
Am Anfang täglich. Später wöchentlich.
Schau deinen Reichtum an.

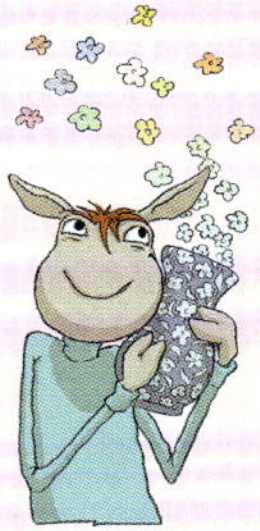

Gute Erinnerungen sammeln führt zu wertvollen Reaktionen in deinem Gehirn. Deine Gedächtnisspeicher werden zunehmend mit positiven Erlebnissen gefüllt, die alte, negative Erlebnisse in den Hintergrund drängen. Das Sammeln guter Erinnerungen aktiviert zahlreiche antidepressive Neurotransmitter, die dich wieder zuversichtlich machen.

Schmatzen und schlürfen

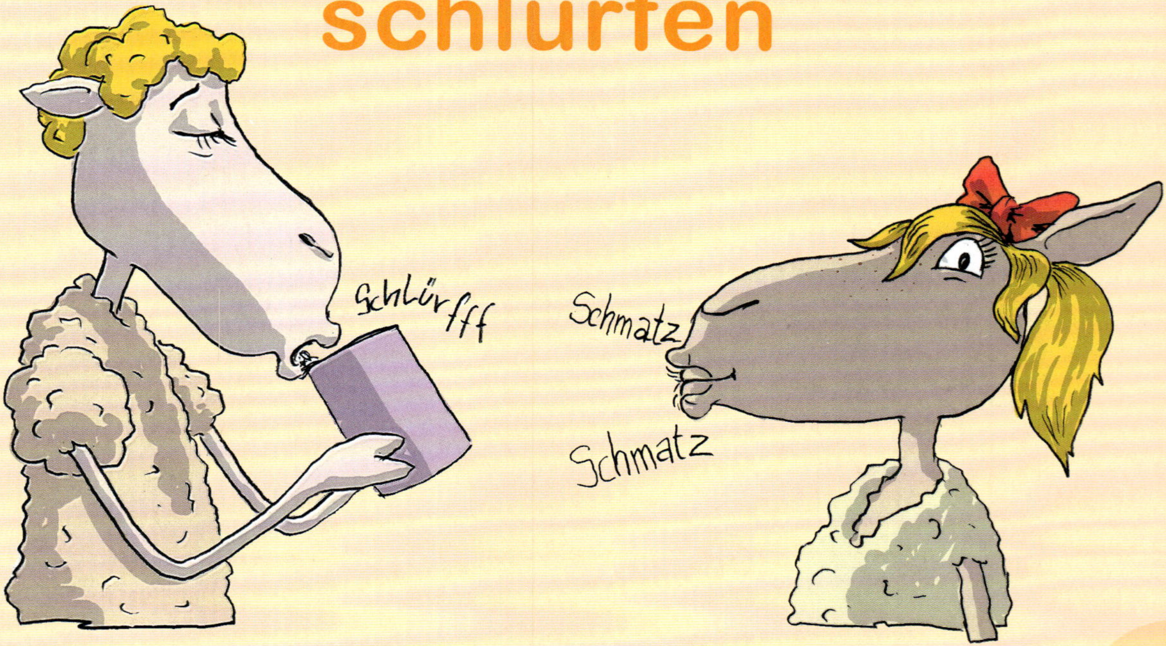

Schmatzen und schlürfen

Zum Schmatzen brauchst du nur deine Zunge, Wangen und Lippen lockern und zusammen mit dem Ober- und Unterkiefer genüsslich öffnen und schließen.
Und das Ganze mit ein bisschen Geräusch.
Schmatz! Schmatz!
Zum Schlürfen wieder die Lippen locker lassen und am besten ein paar Schlückchen warmen Tee oder (Bio-)Kakao einschlürfen.
Schließe dazu genüsslich die Augen!
Mmmmmhh! Schmatzen und schlürfen!

Lockerungsübungen für Lippen, Wangen, Zunge und Kiefer sind sehr wichtig: Jede Lockerungsübung der Gesichtsmuskulatur beruhigt deine Emotionen, der Herzschlag stabilisiert sich, mentale Verbissenheit löst sich. Eine kleine Übung für mehr Lebenslust.

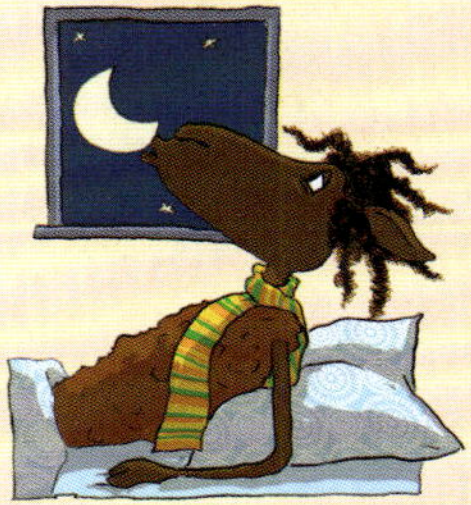

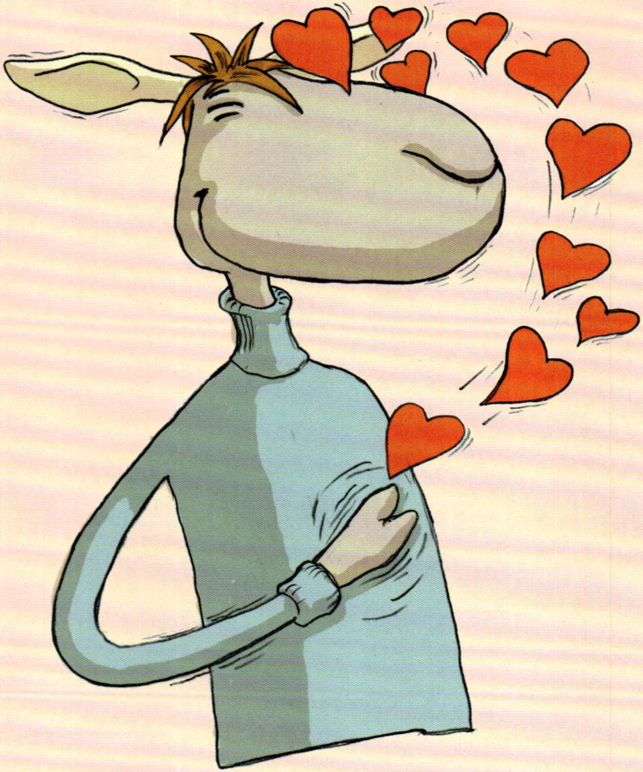

Hand aufs Herz

Hand aufs Herz

Lege deine Hand auf deine Herzgegend.
Nun streiche ganz zart über deine Herzgegend.
Du kannst aber deine Hand auch einfach nur ganz ruhig auf deinem Herzen ruhen lassen.
Wie es dir besser gefällt.
Lass die beiden ein wenig miteinander sprechen.
Und vor allen Dingen: einander spüren.
Dein Herz spürt deine freundliche und handlungsfähige Hand.
Und deine Hand spürt dein lebendiges Herz.

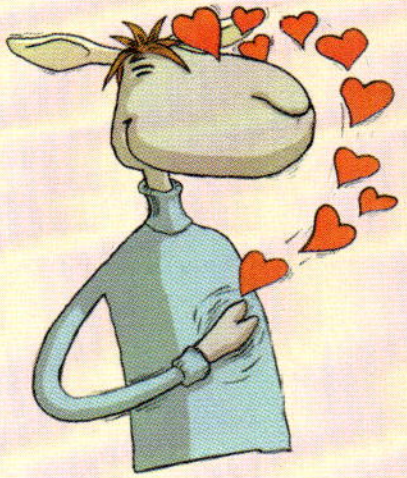

Deine Hand auf deinem Herzen hat eine beruhigende Wirkung, die über die Hautnerven und den Nervus vagus an die emotionalen Bereiche im Gehirn übermittelt wird. Gute Körperberührung bewirkt mentale Stabilisierung. Deine Hand auf deinem Herz: Beruhigung und Ermutigung, Trost und Geborgenheit!

In Wolken kuscheln

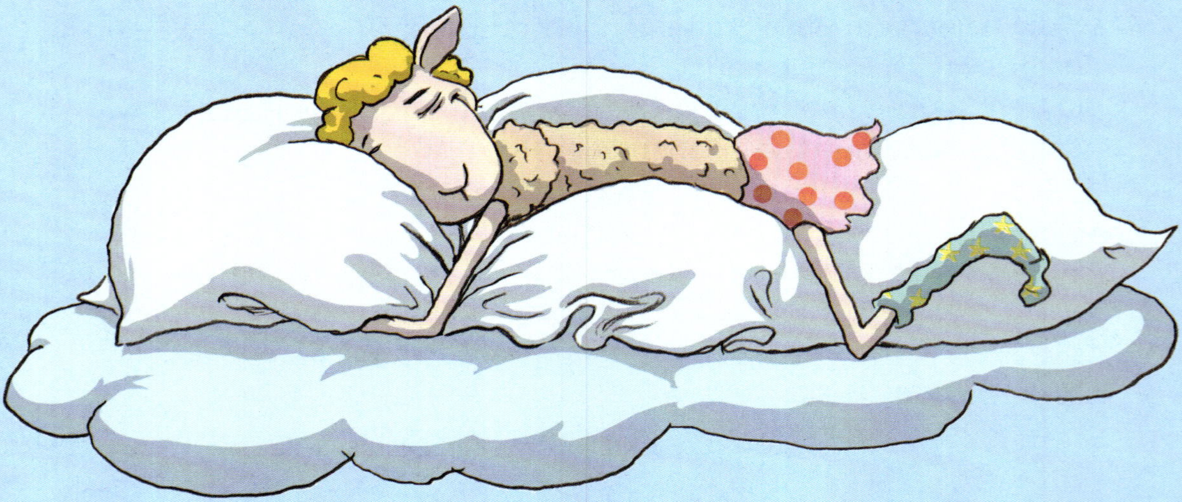

In Wolken kuscheln

Kleiner Rückzug bei großer Belastung: Kuscheln.
Dafür brauchst du eine »Wolke«.
Ein schönes, dickes, weiches Bett, das du auf deine Matratze legst – eine Wolkenmatratze. Oder ein weiches Fell. Oder eine Kuscheldecke.
Zum Hineinsinken. Zum Hineinkuscheln. Zum Erholen.
In einem Wolkenbett liegt und schläft es sich himmlisch.
Probier's aus. Du wirst hin und weg sein.

Dein Körper liebt gute Rückzugsorte, zum Beispiel eine weiche Schlafgelegenheit. Mit einer weichen Unterlage fühlt sich alles viel leichter an. Sowohl in den emotionalen Bereichen als auch in den Gehirnarealen, die für Muskelspannung zuständig sind, kommt es zu einer Lockerung und Entkrampfung – beste Voraussetzungen zum guten Schlafen. Und das ist eine wichtige Voraussetzung für neue Lebenskraft und Lebensmut.

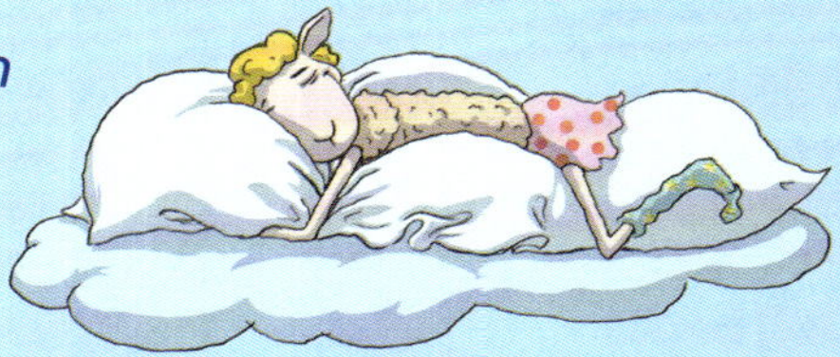

Winken

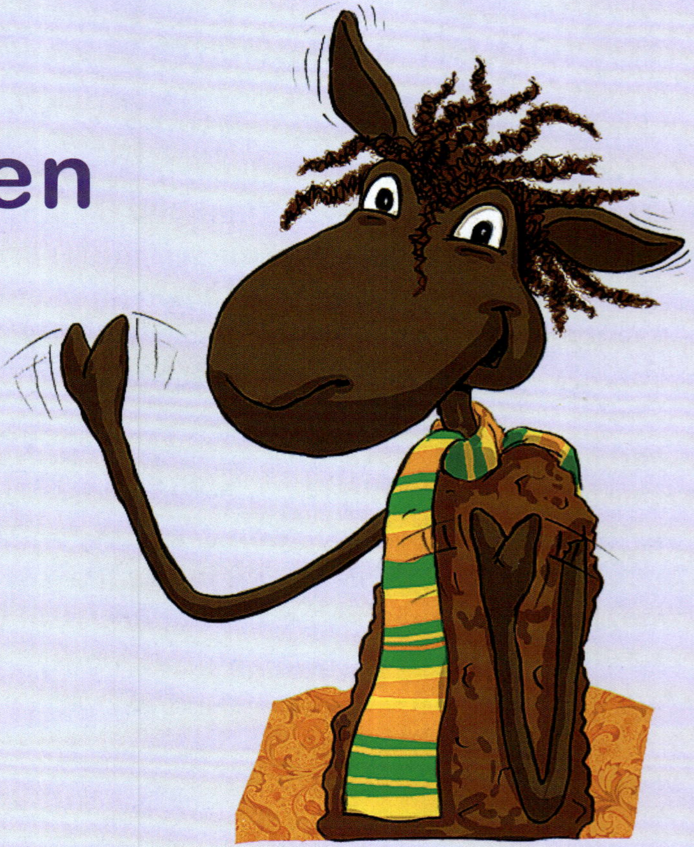

Winken

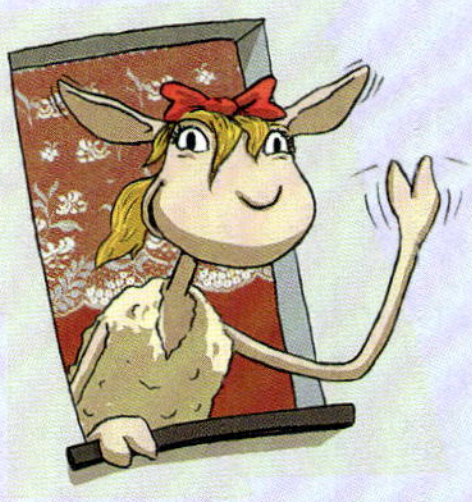

Ganz einfach: Winken.
Unterarm hochheben, Finger etwas strecken,
mit dem Handgelenk wackeln.
Winke, winke.
Mal mit der rechten Hand.
Mal mit der linken Hand.
Winke, winke.
Am besten schon morgens in den Spiegel hinein:
Winke, winke. Guten Morgen! Guten Tag!
Und Lächeln nicht vergessen!
Winke, winke.

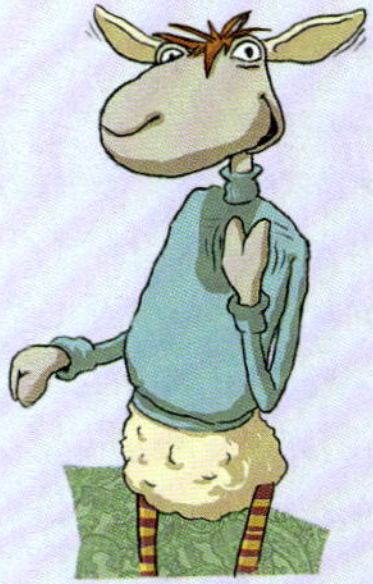

Handbewegungen aktivieren im Großhirn ein einflussreiches Areal. Das weltweit als freundlich wahrgenommene Handzeichen mit Rechts-links-Rhythmus wird vom Gehirn als wohlwollende Freundschaftsgeste analysiert. Die dabei entstehenden Neurotransmitter stärken deine Zuversicht in deine Handlungsfähigkeit.

Inhalt

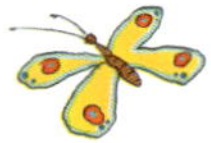

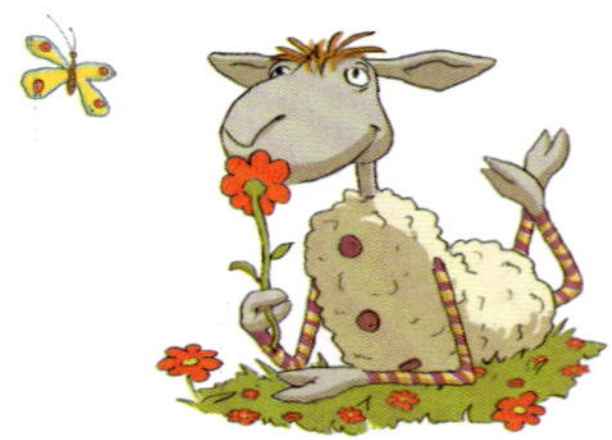

Die BODY 2 BRAIN CCM® Methode

BODY 2 BRAIN CCM® wurde im klinischen Bereich entwickelt. Die Methode und die vorgeschlagenen Übungen sind jedoch kein Ersatz für Diagnostik oder eventuell notwendige Therapien bei schweren Erkrankungen, sondern Ergänzung und Unterstützung bei physischen und psychischen Erkrankungen und Stabilisierungshilfe in Krisensituationen. Sie dienen der Alltagsbewältigung, als vorbeugende Maßnahme im Sinne einer Psychohygiene und als Resilienztraining. **BODY 2 BRAIN CCM® ist eine eingetragene und geschützte Marke. Eine wie auch immer geartete nicht private Nutzung ist unzulässig (§4 MarkenG).**

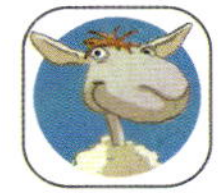

Ausgewählte Übungen für schwierige emotionale Momente in der kostenlosen App »Body2Brain«.

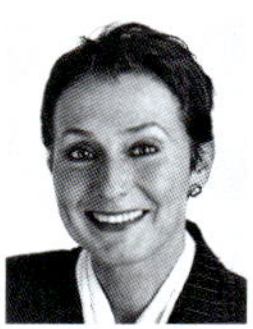

© Beatrix Heiloway

Dr. med. Claudia Croos-Müller ist Fachärztin für Neurologie, Nervenheilkunde und Psychotherapie in eigener Praxis und ehemalige leitende Ärztin dieses Bereichs am RoMed Klinikum Rosenheim.
www.croos-mueller.de

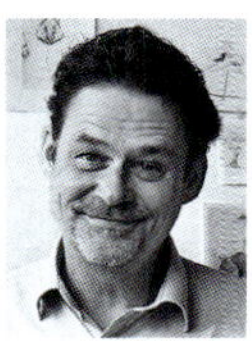

© Andrea Köhler

Kai Pannen lebt als Kinderbuchautor und Illustrator in Hamburg. Seine »Gute-Laune-Schafe« zeichnet er von Beginn an für die »kleinen Überlebensbücher« von Dr. med. Claudia Croos-Müller.
www.kaipannen.de

FSC www.fsc.org
MIX
Papier | Fördert gute Waldnutzung
FSC® C043979

Penguin Random House Verlagsgruppe FSC® N001967

3. Auflage 2025

in der Penguin Random House Verlagsgruppe GmbH,
Neumarkter Str. 28, 81673 München
produktsicherheit@penguinrandomhouse.de
(Vorstehende Angaben sind zugleich Pflichtinformationen nach GPSR.)

Umschlag: Weiss Werkstatt München
Umschlagmotiv und Illustrationen: Kai Pannen, Hamburg, www.kaipannen.de
Druck und Bindung: Levent Ofset, Istanbul
Printed in Turkey
ISBN 978-3-466-34767-4
www.koesel.de

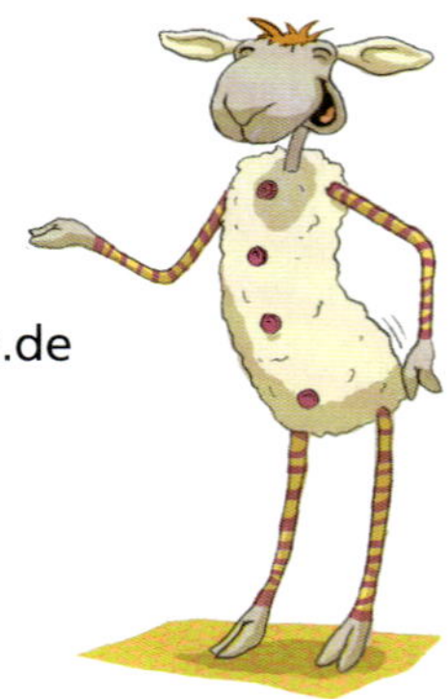

Lust auf mehr? Die BODY 2 BRAIN CCM® Ratgeber

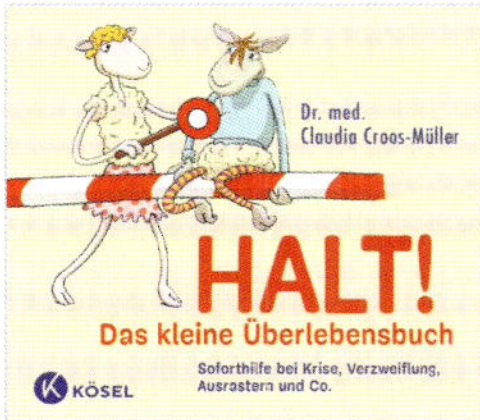

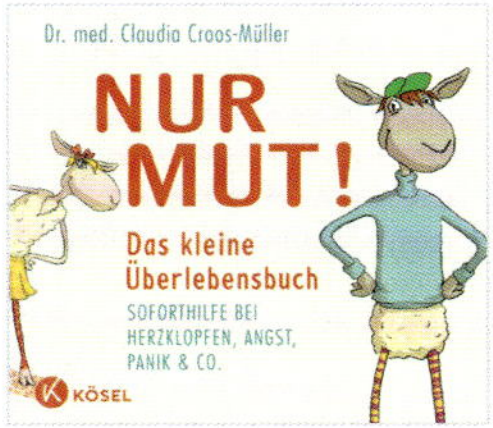

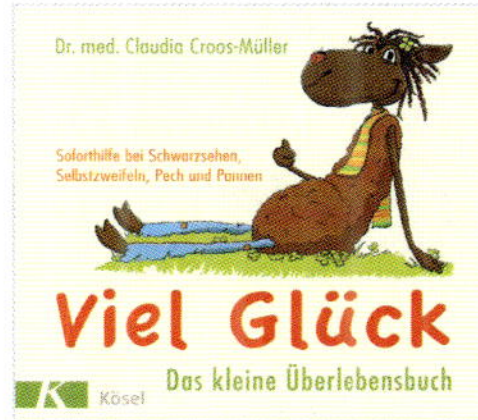

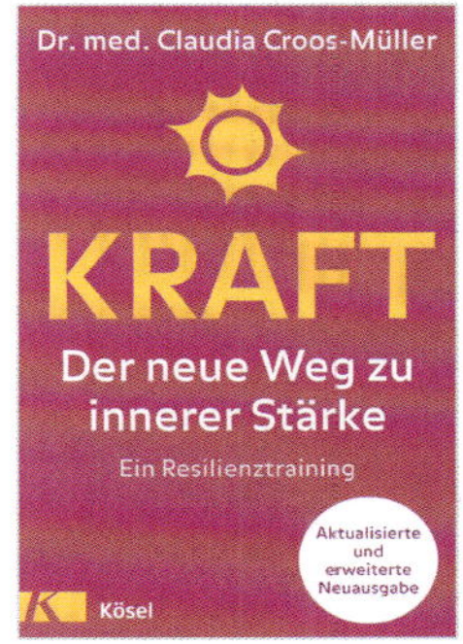

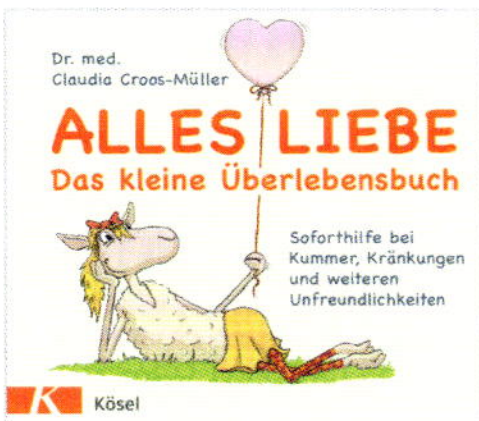

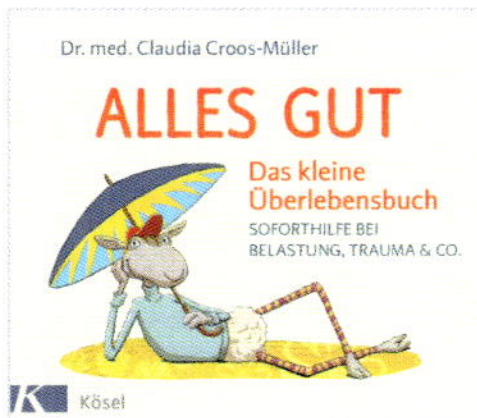

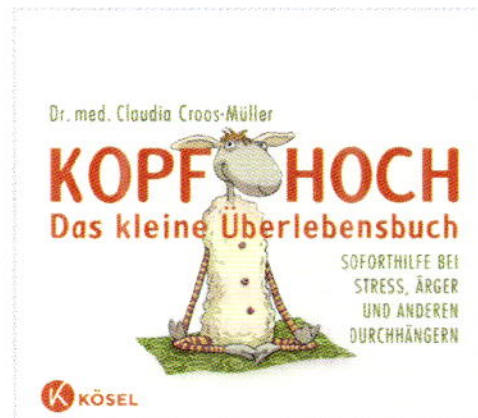

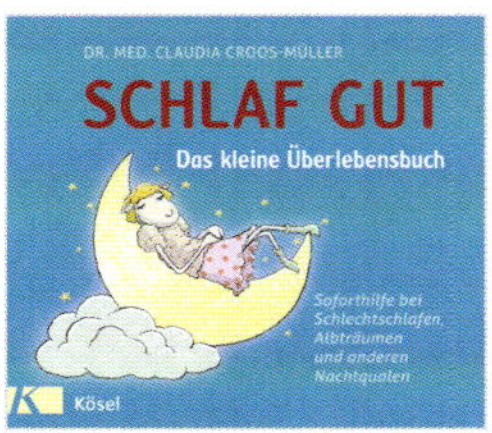

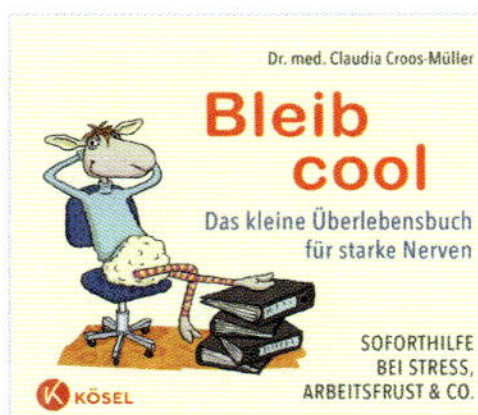

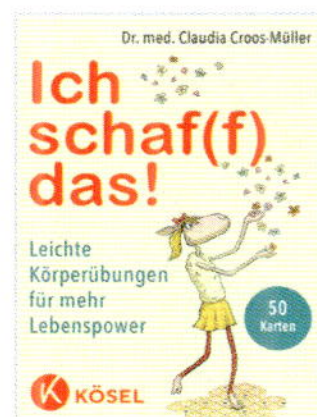

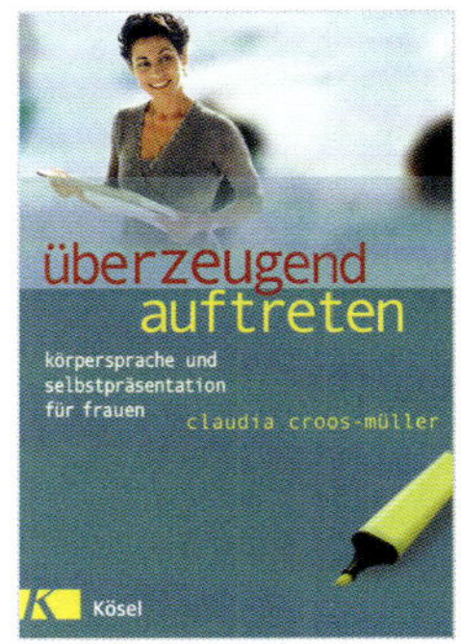